【中医珍本文库影印点校】珍藏版

医津一筏 医经读 内经辨言 合集

本书由《医津一筏》、《医经读》、《内经辨言》三本合集，其中《医津一筏》以《内经》数语为题，然后分条疏论于后，说理精确，措词简明，学者据此可举一反三，触类旁通。《医经读》从《内经》中辑录重要经文，按平、病、诊、治分为四集。《内经辨言》是书校注《素问》十九篇四十八条，探微索隐，辨讹正误，广征博引，考辨精详，是研究《素问》者必备之参考书。

（清）江之兰等 编撰

山西出版传媒集团 山西科学技术出版社

总目录

医津一筏

医经读

内经辩言

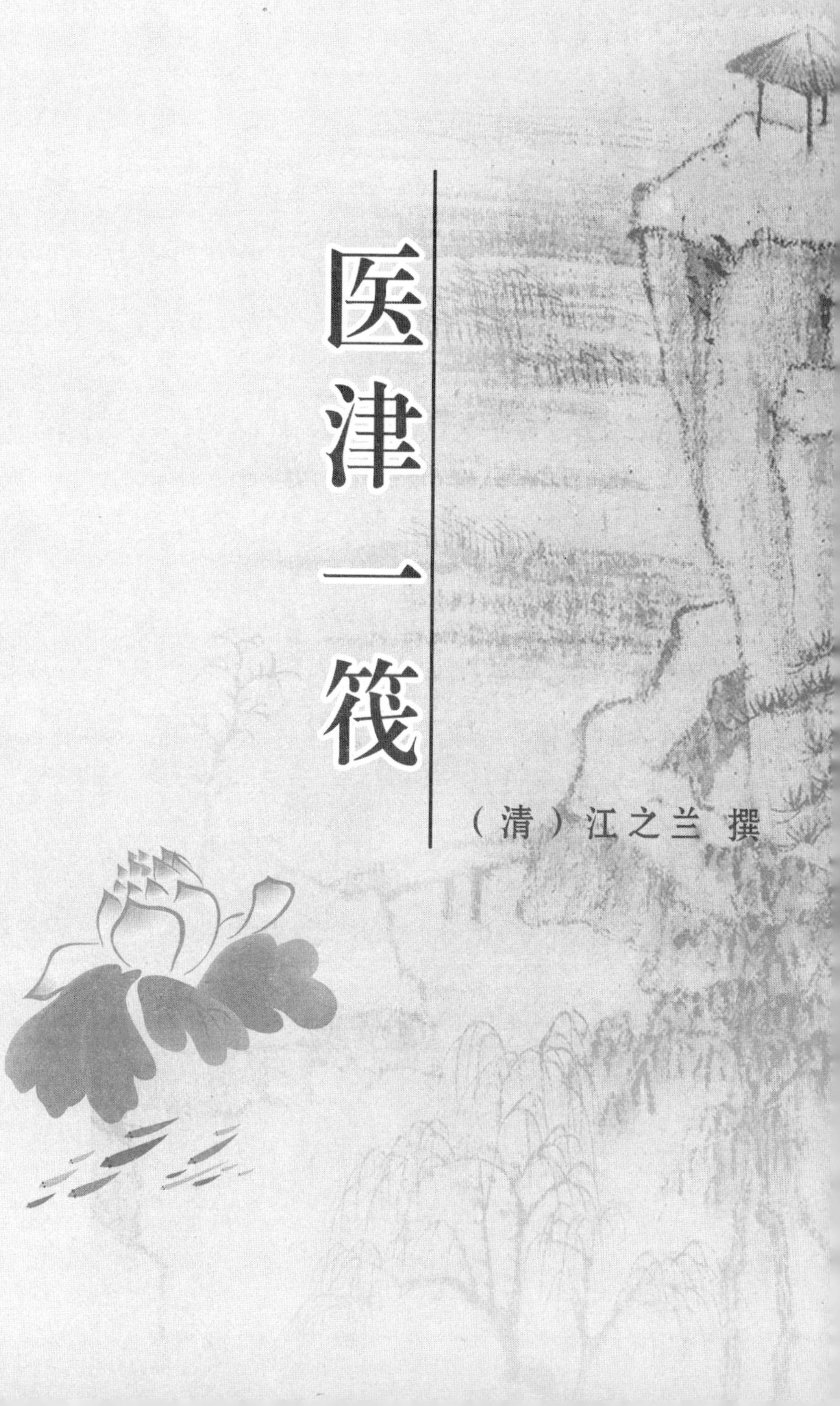

医津一筏

（清）江之兰 撰

医津一筏自序

医以寒治热，以热治寒，以消导治积，以快药泄满，以补治虚羸。以涩固脱，以利下攻，秘以润治渴，以辛温散表，以香燥理气，以寒凉止血。以通止痛，以养血治不得眠。以补兼滑治脉迟涩，以清且敛治脉洪大，以下气清火治上逆。以利水通淋，治水泛溢，以凉表治发热。虽在下愚不难措手，惟是以寒治寒，如诸禁鼓慄如丧神守，皆属于火是也。以热治热，如发表不远热是也。以补治积，所谓养正积自除是也。以益气治满，所谓满用术甘是也。以下治利，所谓通因通用是也。以提气治闭，如小便不利，用补中益气是也。以泄水治渴，如五令散令（苓）[①]治消渴是也。以寒散表，如四时感冒怫热，自内而达于外，药用苦寒、酸寒是也。以凉平理气，丹溪所谓气有余，便是火是也。以温补止血，如黄土汤、桃花汤是也。以攻击治不得眠，如胃不和，则卧不安，又痰在胆经，神不归舍是也。以利下治迟涩

① 编者加，下同。

醫津一筏自序

醫以寒治熱以熱治寒以消導治積以快藥泄滿以補治虛羸以澀固脫以利下攻秘以潤治渴以辛溫散表以香燥理氣以寒涼止血以通止痛以養血治不得眠以補兼滑治脈遲澀以清且斂治脈洪大以下氣清火治上逆以利水通淋治水泛溢以涼表治發熱雖在下愚不難措手惟是以寒治寒如諸禁鼓慄如喪神守皆屬於火是也以熱治熱如發表不遠熱是也以補治積所謂養正積自除是也以益氣治滿所謂滿用朮甘是也以下治利所謂通因通用是也以提氣治閉如小便不利用補中益氣是也以洩水治渴如五令散治消渴是也以寒散表如四時感冒怫熱自內而達於外藥用苦寒酸寒是也以涼平理氣丹溪所謂氣有餘便是火是也以溫補止血如黃土湯桃花湯是也以攻擊治不得眠如胃不和則臥不安又痰在膽經神不歸舍是也以利下治遲澀

之脈如脈遲而滑有宿食又脈澀不減爲中焦實是也以補中治洪大之脈如內傷用補中益氣湯是也以溫中治嘔逆如吳茱萸湯大半夏湯是也以固表和營治水如水在皮中四肢聶聶動防已茯苓湯是也以實表出汗治太陽中風如桂枝湯是也以攻下及補益治發熱如表無熱而裏有熱是也如此之類苟條分縷析何可殫述雖在上智亦費推求前哲非不深切著明後人動手便錯者良由但知治法之所當然而不知治法之所以然也不揣疏略謹將疑似難用之理提綱挈領本之內經論其大概俾業醫者一舉三反觸類旁通所謂比類奇恒或在於是噫醫道之廢也久矣在往古翰墨諸臣奉勅箋注醫書尚且隨文順釋頗多訛舛況目不辨魯魚之人不過藉以牟利反能深惟其義乎然其解嘲巧詆則曰盡信書則不如無書今天下稽古之士凡奥旨鴻裁正不當與若輩瞽見也

之脉，如脉迟而滑，有宿食，又脉涩不灭为中焦实是也。以补中治洪大之脉，如内伤用补中益气汤是也。以温中治呕逆，如吴茱萸汤、大半夏汤是也。以固表和营，治水如水在皮中、四肢聂聂动，防已茯苓汤是也。以实表出汗，治太阳中风，如桂枝汤是也。以攻下及补益治发热，如表无热而里有热是也。如此之类苟条分缕析，何可殚述。虽在上，智亦费推求，前哲非不深切著明，后人动手便错者，良由但知治法之所当然而不知治法之所以然也，不揣疏略，谨将疑似难用之理提纲挈领，本之《内经》，论其大概。俾业医者一举三反，触类旁通。所谓比类奇恒，或在于是。噫！医道之废也久矣，在往古翰墨诸臣奉勅笺医书，尚且随文顺释颇多讹舛，况目不辨鲁鱼之人，不过藉以牟利，反能深惟其义乎？然其解嘲巧诋，则曰尽信书，则不如无书。今天下稽古之士，凡奥旨鸿裁正不当与若辈瞽见也。

张序

一介之士，苟存心济物于物，必有所济。虽蓬累而行，与得其时，则驾者不可同年而语，而其志则足尚矣。吾友江子含徵顾影无俦，居东海之滨，喜读书，达通塞其才，如五石之瓠不适于用，然济人利物之心未尝去怀。蚤年善病，颇究方书，遂以天下之疲癃残疾为己任。视人之呻吟、痛苦，不啻若涉者之溺于渊，呼号求救而思欲手援之。弹铗鼓琴之余，医门著述满簏盈籯《医津一筏》，第其中一则耳，今之著辑医书者，亦不乏人，但不过摭拾前人牙后慧，割裂补窜攘为己有，以博名高究之中。无所得，苟逞其臆，见率意妄行，惟有载胥及溺而已。江子之书则折衷诸家，参以己意，将疑似难明各种汇集成编，真古今所必由之理，实天下所未见之书。俾业斯道者引而伸之平时，得之于心，临病应之于手。

張序

一介之士苟存心濟物於物必有所濟雖蓬累而行與得其時則駕者不可同年而語而其志則足尚矣吾友江子含徵顧影無儔居東海之濱喜讀書達通塞其才如五石之瓠不適於用然濟人利物之心未嘗去懷蚤年善病頗究方書遂以天下之疲癃殘疾爲己任視人之呻吟痛苦不啻若涉者之溺于淵呼號求救而思欲手援之彈鋏鼓琴之餘醫門著述滿簏盈籯醫津一筏第其中一則耳今之著輯醫書者亦不乏人但不過摭拾前人牙後慧割裂補竄攘爲己有以博名高究之中無所得苟逞其臆見率意妄行惟有載胥及溺而已江子之書則折衷諸家參以己意將疑似難明各種彙集成編眞古今所必由之理實天下所未見之書俾業斯道者引而伸之平時得之于心臨病應之于手

裨益蒼生殊非淺尠也新安張潮叙

裨益苍生，殊非浅甚少也。

新安张潮叙

医津一筏

（一名《内经》释要）

歙县江之兰含徵著
和县高思潜
吴县张炳翔叔鹏校录

治病必求其本

脾喜燥，伤于寒湿，则不能消磨水谷，宜术、附以温燥之。然脾阴不足，而谷亦不不化，又不可以温燥为治。

有思虑伤脾，脾虚不能统血而矢出者；有思虑伤脾，脾虚不能消谷而作泻者。此皆以回护中气为本，勿治其标。

有肺虚不统卫血，血溢妄行，随气出于鼻为衄，如动气在右，汗之，令衄是也。

脾虚不能行津于三阴，胃虚不能行气于三阳，气日以衰脉，道不利，其血悉皆中积此，而欲消其留瘀，当以参耆监之。

醫津一筏

（一名内經釋要）

歙縣江之蘭含徵著
和縣高思潛
吳縣張炳翔叔鵬　校録

治病必求其本

脾喜燥傷於寒濕則不能消磨水穀宜朮附以溫燥之然脾陰不足而穀亦不化又不可以溫燥爲治

有思慮傷脾脾虛不能統血而矢出者有思慮傷脾脾虛不能消穀而作瀉者此皆以回護中氣爲本勿治其標

有肺虛不統衛血血溢妄行隨氣出於鼻爲衂如動氣在右汗之令衂是也

脾虛不能行津於三陰胃虛不能行氣於三陽氣日以衰脈道不利其血悉皆中積此而欲消其留瘀當以參耆監之

胎已數月忽下血不止有癥痼害者當下其癥而胎始安設不知此但一味養血安胎是爲癥痼樹幟也胎可安乎

劉澹菴曰下癥安胎必用驅逐峻劑雖有故無殞然不定其虛實而施之恐非定法也

火氣逆上是肝腎之陰失其龍雷蟄伏之性而上逆者至於胃中濕熱下流又是邪氣乘其木而陰氣反走於上俾上焦之陽不伸而肺中治節之令不行故見爲鼻塞胸滿涎溢惡寒戰慄之證又咳嗽煩寃是腎氣之逆也其所以上逆之故亦有此二者虛實之異推此則治痰莫先於降火降火之法亦須識此二者虛實之異　又平脈云少陰脈不至腎氣微少精血奔氣迫促上入胸膈夫少陰脈不至是先天元陰元陽受傷腎者先天也脾胃者後天也先天既已受傷則不能生乎後天故脾胃之陰陽亦傷不能運化水穀而生濕熱濕熱下流

胎已数月，忽下血不止，有症痼害者当下其症而胎安。设不知此，但一味养血安胎，是为症痼树帜也，胎可安乎？

刘澹庵曰：下症安胎必用驱逐峻剂，虽有故无殒，然不定其虚实而施之，恐非定法也。

火气逆上，是肝肾之阴失其龙雷蛰伏之性而上逆者。至于胃中湿热下流，又是邪气乘其木而阴气反走于上。俾上焦之阳不伸而肺中治节之令不行，故见为鼻塞、胸满、涎溢、恶寒、战栗之证。又咳嗽烦冤，是肾气之逆也。其所以上逆之，故亦有此二者虚实之异。推此则治痰莫先于降火，降火之法，亦须识此二者虚实之异。

又平脉云少阴脉不至，肾气微少，精血奔气迫促上入胸膈。夫少阴脉不至，是先天元阴、元阳受伤。肾者先天也，脾胃者后天也，先天既已受伤，则不能生乎后天。故脾胃之阴阳亦伤，不能运化水谷而生湿热，湿热下流，

则膀胱之气化不行，浊气因而上入。浊气上入，肺气便壅；脾气愈滞，于是为痰为饮，而腹胀食滞之症形焉。其少阳生发之气郁而不得升，为周身刺痛，为呕逆，吐酸。心主之阳为浊阴所乘，则为心悸怔忡，是肾之一脏病，而五脏六府皆为之不宁。故养身莫妙于节欲也，若不知此，而但以行痰利气为治，则燥痰伤其阴，利气伤其阳，不坐困乎？此又专主肾虚而言也。

心肾不足，小便浑浊；中气不足，泄便为之变。金衰则水涸，溺色变为黄赤，此皆正气虚而生邪热。当推原其本而补之，苟徒执水液浑浊，皆属于火一语而施治，病安能愈。

饮食劳倦，损伤脾胃，始受热中末传寒中，要知始受之热，因谷气不得升举，壅而为热。又火与元气不两立之，热非实热也。故在始受之时，已云劳者温之，损者温之矣。病久安得不为寒中耶？东垣谓：冲任之火传之督脉，督脉挟太阳寒

則膀胱之氣化不行濁氣因而上入濁氣上入肺氣便壅脾氣愈滯於是爲痰爲飲而腹脹食滯之症形焉其少陽生發之氣鬱而不得升爲周身刺痛爲嘔逆吐酸心主之陽爲濁陰所乘則爲心悸怔忡是腎之一臟病而五藏六府皆爲之不寧故養身莫妙於節慾也若不知此而但以行痰利氣爲治則燥痰傷其陰利氣傷其陽不坐困乎此又專主腎虛而言也

心腎不足小便渾濁中氣不足洩便爲之變金衰則水涸溺色變爲黃赤此皆正氣虛而生邪熱當推原其本而補之苟徒執水液渾濁皆屬於火一語而施治病安能愈

飲食勞倦損傷脾胃始受熱中末傳寒中要知始受之熱因穀氣不得升舉壅而爲熱又火與元氣不兩立之熱非實熱也故在始受之時已云勞者溫之損者溫之矣病久安得不爲寒中耶東垣謂衝任之火傳之督脈督脈挾太陽寒

內經釋要　三

氣逆尅丙火似失之鑿

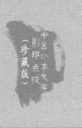

子母情牽仇讎肆虐或勝克乘薄之不一又本臟本脈其別者或走他臟他脈一臟病往往挾他臟而見証者

邪之所湊其氣必虛邪乘虛而入是虛爲本邪爲標故去邪不可不加以養正此一注脚人所同也然亦有身體壯盛之人暴受邪氣如外感風寒內傷飲食之類本氣未必皆虛受病之後反顯虛象若營衛受邪則屈伸不利動作衰乏脾胃受邪則四肢無力惡食嘔洩之類此邪氣旣湊之後其氣亦必虛是虛因邪而顯邪爲本虛爲標斯時但當亟去其邪而正自復不必顧慮其虛用藥牽制此一注脚余所獨也

治病當知標本矣然猶不可不知標中之標本中之本如脾胃虛而生濕熱是虛爲本濕熱爲標也至濕熱下流膀胱之氣化不利是濕熱爲標氣化不利爲

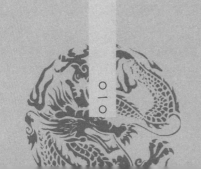

气逆克丙火，似失之凿。

子母情牵，仇雠肆虐，或胜克乘薄之不一，又本脏本脉，其别者或走他脏他脉，一脏病往往挟他脏而见证者。

邪之所凑，其气必虚，邪乘虚而入，是虚为本邪，为标，故去邪不可不加以养正，此一注脚人所同也。然亦有身体壮盛之人，暴受邪气，如外感风寒，内伤饮食之类，本气未必皆虚，受病之后反显虚象。若营卫受邪，则屈伸不利，动作衰乏，脾胃受邪，则四肢无力，恶食呕泄之类。此邪气既凑之后，其气亦必虚，是虚因邪而显邪，为本虚，为标。斯时但当亟去其邪而正自复，不必顾虑其虚。用药牵制此一注脚，余所独也。

治病当知标本矣。然犹不可不知标中之标，本中之本，如脾胃虚而生湿热，是虚，为本，湿热为标也。至湿热下流膀胱之气化不利，是湿热为标，气化不利，为

標中之標至氣化不利逆而上行嗌塞喘逆又標中標之標也推此而逆求之則本中之本亦可得矣

陽旺生陰氣不足亦令人口乾而津液不通

喘而短氣須別寒熱虛實分類治之至於哮則素有之痰火爲風寒所束而發但看其人之強弱用藥輕重可耳

肺本金寒水冷之臟然既已汗吐下損津液而成肺痿矣豈清凉之品所能復其津液乎此仲景之竟用桂枝人參薑棗所宜詳究也

火與痰本氣與津液也無病則爲氣與津液有病則爲火爲痰然致病之由不過內傷外感有餘不足而已求其本而治之則痰消火滅故曰見痰莫治痰見熱莫治熱者以此

內傷外感悉能致勞苟不察其虛實但施養陰清熱之套劑則虛者未必受補

标中之标。至气化不利，逆而上行，嗌塞喘逆，又标中标之标也。推此而逆求之，则本中之本亦可得矣。

阳旺生阴，气不足，亦令人口干而津液不通。

喘而短气，须别寒、热、虚、实，分类治之。至于哮，则素有之，痰火为风寒所束而发，但看其人之强弱，用药轻重可耳。

肺本金寒水冷之脏。然既已汗、吐、下，损津液而成肺痿矣。岂清凉之品所能复其津液乎？此仲景之竟用桂枝、人参、姜、枣所宜详究也。

火与痰，本气与津液也。无病则为气与津液，有病则为火为痰，然致病之由，不过内伤外感有余不足而已。求其本治之，则痰消火灭。故曰见痰莫治痰，见热莫治热者以此。

内伤外感悉能致劳，苟不察其虚实，但施养阴清热之套剂，则虚者未必受补，

而實者愈實矣

失血證畢竟屬熱者多世有用寒凉而反劇者蓋有氣虛之火有血虛之火耳

衛氣上逆有上焦之陽不足而陰氣上干者有下焦之陰不足而陰火上逆者有脾胃之濕熱下流而肝腎之氣不能固守於下者俱挾衝脈故耳

邪火內熾陽事反痿苦寒瀉之陽事勃然火與眞陽勢不兩立如此世人以助火之劑冀回眞陽非徒無益而又害之

所謂虛風者似風非風也然亦有陰陽之別陰虛是熱則生風陽虛是陽氣不能衛外

衛爲陽陽虛不能衛外故中風風爲陽邪以類相召故也但風爲陽邪既中之後每多顯陽熱之症此不可不推求其受病之本而務從事於見病之標也

諸病皆治其本唯中滿與大小便不利當治其標以証之危急不暇爲本計也

而实者愈实矣。

失血证毕竟属热者多，世有用寒凉而反剧者。盖有气虚之火，有血虚之火耳。卫气上逆，有上焦之阳不足，而阴气上干者；有下焦之阴不足，而阴火上逆者；有脾胃之湿热下流，而肝肾之气不能固守于下者。俱挟冲脉故耳。

邪火内炽，阳事反痿，苦寒泻之，阳事勃然，火与真阳势不两立。如此世人以助火之剂，冀回真阳，非徒无益，而又害之。

所谓虚风者，似风非风也，然亦有阴阳之别。阴虚是热，则生风；阳虚是阳，气不能卫外。

卫为阳，阳虚不能卫外，故中风。风为阳邪，以类相召故也，但风为阳邪，既中之后，每多显阳热之症。此不可不推求其受病之本，而务从事于见病之标也。

诸病治其本，唯中满与大小便不利当治其标。以证之危急，不暇为本计也。

余谓果系实证，则不难消导之通利之，治其标可也。若涉虚证，其法可行乎？仍当治其本。

东方常实，有泻无补，其说有二：一者肝为将军之官，其性刚劲急速；一者木火同居，风乘火势，火助风威，皆毋赞其胜也。若言其本，则乙癸同源，养血与滋阴并急。

颠狂痫皆主于痰，颠是虚而致痰狂，是实，而致痰痫是风，而致痰虚，实风为本，痰为标也。

痰在肺曰燥，痰又曰气痰，以肺为燥金而主气也。燥为本气，为标，其痰涩而难出，见为证也，往往胸膈阻塞，关节不利。不知者以辛香燥热利其气，燥者益燥，气愈不利。

肺虚欬者何也？失其降下之令也，徒降其气，欬愈频矣。

余謂果係實證則不難消導之通利之治其標可也若涉虛證其法可行乎仍當治其本

東方常實有瀉無補其說有二一者肝爲將軍之官其性剛勁急速一者木火同居風乘火勢火助風威皆毋贊其勝也若言其本則乙癸同源養血與滋陰并急

顛狂癇皆主於痰顛是虛而致痰狂是實而致痰癇是風而致痰虛實風爲本痰爲標也

痰在肺曰燥痰又曰氣痰以肺爲燥金而主氣也燥爲本氣爲標其痰澀而難出見爲證也往往胸膈阻塞關節不利不知者以辛香燥熱利其氣燥者益燥氣愈不利

肺虛欬者何也失其降下之令也徒降其氣欬愈頻矣

黃昏欬多者是火氣浮於肺此陰虛之火故宜五味子斂而降之
諸痿喘嘔皆屬於上上者肺也不得以香燥利氣
濕勝則濡瀉當以燥劑治之然逆秋氣則傷肺冬爲飧泄此肺移熱於大腸之病若以温燥治之是益其病也
渴固多熱然內外傷感悉能令津液不行而渴須求其自
三陰結是水之本至肺氣不利發爲浮腫喘嗽口乾小便澀腹滿黃汗身重不能轉側陰腫陰濕則又水之標也
寒邪在標鬱熱於經而令咳血衄血解表自愈麻黃湯杏子湯是也心肺有疾而鼻爲之不利不必主專於風寒也
治病必求其本本者下爲本內爲本故上熱下寒但温其寒而熱自降表寒裏熱但清其熱而寒自已然須加以反佐之藥以免格拒至於先傷於風而後傷

黄昏欬多者，是火气浮于肺，此阴虚之火，故宜五味子敛而降之。

诸痿喘呕皆属于上，上者肺也，不得以香燥利气。

湿胜则濡泻当以燥剂治之，然逆秋气则伤肺。冬为飧泄，此肺移热于大肠之病，若以温燥治之，是益其病也。

渴固多热，然内外伤感悉能令津液不行，而渴须求其自。

三阴结是水之本，至肺气不利，发为浮肿、喘嗽、口干、小便涩、腹满、黄汗、身重不能转侧，阴肿阴湿则又水之标也。

寒邪在标，郁热于经而令咳血、衄血，解表自愈，麻黄汤、杏子汤是也。心肺有疾而鼻为之不利，不必主专于风寒也。

治病必求其本，本者下为本、内为本，故上热下寒。但温其寒而热自降，表寒里热，但清其热而寒自已。然须加以反佐之药，以免格拒，至于先伤于风而后伤

于寒，先伤于暑而后伤于湿之类，又当相其轻重缓急而施治。

有者求之，无者求之，盛者责之，虚者责之

四肢无力，动作衰乏，虚也。然邪客营卫，则出入之道废，中焦有阻则升降之机穷，亦能见证如此，故曰无者求之。

诸痛无补，言气逆滞也。虽然壮者气行则愈，怯者着而成病，真气虚乏之人，诸邪易于留着，着则逆，逆则痛。疏刷之中不可无补养之品，徒恃攻击，则正愈虚，不能送邪外出，邪愈着而痛无休止也。遇斯疾者，攻补兼施而不愈，遂宜屏弃一切其要，又在断厚味、远房帏，使邪无所助而正气日胜。然后佐以疏刷，击其惰归，病无不愈。但邪气方炽，病者正呻吟痛苦之时，医者教之以如此，如此是，犹子舆氏教胜君以强为善，鲜不以为迂阔而远于事情者也。又若脾胃亡液焦燥如割，宜用真生芐脉汤。阳涩阴弦而腹中急痛，当用小建中汤。肝气不

於寒先傷於暑而後傷於濕之類又當相其輕重緩急而施治

有者求之無者求之盛者責之虛者責之

四肢無力動作衰乏虛也然邪客營衛則出入之道廢中焦有阻則升降之機窮亦能見證如此故曰無者求之

諸痛無補言氣逆滯也雖然壯者氣行則愈怯者着而成病眞氣虛乏之人諸邪易於留着着則逆逆則痛疏刷之中不可無補養之品徒恃攻擊則正愈虛不能送邪外出邪愈着而痛無休止也遇斯疾者攻補兼施而不愈遂宜屏棄一切其要又在斷厚味遠房幃使邪無所助而正氣日勝然後佐以疏刷擊其惰歸病無不愈但邪氣方熾病者正在呻吟痛苦之時醫者教之以如此如此是猶子輿氏教滕君以強爲善鮮不以爲迂闊而遠於事情者也又若脾胃亡液焦燥如割宜用眞生芐脈湯陽澀陰弦而腹中急痛當用小建中湯肝氣不

足兩脇下滿筋急不能太息四肢厥冷發噲心腹痛目不明了爪甲枯口面青宜補肝湯房勞過度腎虛羸怯之人胸膈間多隱隱痛此腎虛不能約氣氣虛不能生血之故氣血俱虛則凝滯而作痛宜用破故紙之類温腎芎歸之類養血又胸痹痛有眞陰虛而然者有元陽虛地氣上干而然者頭痛有氣虛者有血虛者有腎虛者皆不可不無補也(芐地黃也)

婦人因産去血過多腹中急痛是肝木無血以養宜當歸建中湯亦是痛而應補者

婦人居經血弱氣盛孤陽獨呼陰不能吸陰爲積寒陽爲聚熱故時發灑淅咽燥汗出或溲稠數多唾涎沫其脈右浮大左弱澀此當養其血所見之證勿計也

証象白虎誤服白虎湯必死言治假以眞也

足，两胁下满，筋急不能太息，四肢厥冷，发呛，心腹痛，目不明了，爪甲枯，口面青，宜补肝汤。房劳过度，肾虚羸怯之人，胸膈间多隐隐痛，此肾虚不能约气，气虚不能生血之故。气血俱虚，则凝滞而作痛，宜用破故纸之类。温肾芎、归之类，养血。又胸痹痛，有真阴虚而然者，有元阳虚，地气上干而然者，头痛有气虚者，有血虚者，有肾虚者，皆不可不无补也(苄地黄也)。

妇人因产去血过多，腹中急痛，是肝木无血以养，宜当归建中汤，亦是痛而应补者。

妇人居经血弱，气盛，孤阳独呼，阴不能吸阴，为积寒，阳为聚热。故时发洒淅，咽燥汗出，或溲稠数多，唾涎沫，其脉右浮大、左弱涩。此当养其血，所见之证勿计也。

证象白虎，误服白虎汤，必死，言治假以真也。

寒邪閉其營衛當以升發之藥散之然素有痰熱之人遇此升發之藥痰隨氣上閉住肺氣皮毛爲之壅遏邪愈不得洩病反增據又當以苦泄之

心火不得越則鬱於小腸肺氣不得泄則鬱於大腸小腸下口卽大腸上口故奔迫無度裏急後重而成滯下此是風寒內縮使然徒責之濕熱未能萬舉萬當所以治痢亦當與治瘧半表半裏同法

食積痰留舍腸胃之間氣行則出有似魚腦間以血絲閉氣滑腸狀如痢利反快不可作痢疾治也

熱則生風痿痹不隨而有風象醫以風治之恐不免致痿也

便泄肛門熱有火熱有陽陷二端

先天者無形之虛神而已矣後天者有形之實則氣血也治先天當以神治神治後天當以形益形也但神虛則氣血不生神亂則氣血不寧氣血虛則神無

寒邪闭其营卫，当以升发之，药散之。然素有痰热之人，遇此升发之药，痰随气上，闭住肺气，皮毛为之壅遏，邪愈不得泄。病反增据，又当以苦泄之。

心火不得越，则郁于小肠；肺气不得泄，则郁于大肠。小肠下口即大肠上口，故奔迫无度，里急后重而成滞下。此是风寒内缩使然，徒责之湿热，未能万举万当。所以治痢亦当与治疟，半表半里同法。

食积痰留舍肠胃之间，气行则出，有似鱼脑，间以血丝闭气滑肠，状如痢。利反快，不可作痢疾治也。

热则生风，痿痹不随而有风象，医以风治之，恐不免致痿也。

便泄肛门热，有火热，有阳陷二端。

先天者无形之虚神而已矣，后天者有形之实，则气血也。治先天当以神治，神治后天，当以形益形也。但神虚则气血不生，神乱则气血不宁，气血虚则神无

以養氣血亂則神爲之遷此又當消息之耳
張漢甑曰氣血即神之窟宅不治氣血何由治神以神治神立論如此尙須著落耳吾常謂談醫之道不可一語糢糊令人徒作天際眞人想也
天地陰陽停勻方不崩不拆人亦如之稟畀之後嗜慾不節起居無時七情六淫所傷致此陰陽有所偏損偏損則偏勝故見以爲有餘而實非有餘但治其偏損者而有餘自平
形氣有餘病氣有餘瀉之可也形氣不足病氣不足補之可也　至若形氣有餘病氣不足形氣不足病氣有餘當責有無眞假東垣云但補瀉病氣之有餘不足不必顧其形氣之有餘不足似非確論
幼科大便黃赤屬熱是矣其靑白亦未可專以爲寒夫水穀入胃入大小腸腸胃無邪則水穀以傳次化者清入營衞化精微濁者下廣腸成糟粕糞爲之變

以养，气血乱则神为之迁此又当消息之耳。

张汉甑曰：气血即神之窟宅，不治气血，何由治神，以神治神，立论如此，尚须着落耳。吾常谓，谈医之道不可一语模糊，令人徒作天际真人想也。

天地阴阳，停匀方不崩不拆人，亦如之禀畀之后，嗜欲不节，起居无时，七情六淫所伤，致此阴阳有所偏损，偏损则偏胜，故见以为有余而实非有余。但治其偏损者而有余自平。

形气有余，病气有余，泻之可也。形气不足，病气不足，补之可也。

至若形气有余，病气不足，形气不足，病气有余，当责有无真假。东垣云：但补泻，病气之有余不足，不必顾其形气之有余不足，似非确论。

幼科大便黄赤，属热是矣，其青白亦未可专以为寒。夫水谷入胃、入大小肠，肠胃无邪，则水谷以传次化者，清入营卫，化精微，浊者下广肠，成糟粕粪为之变

設腸胃有寒水穀不得熱腐故下利清白完穀不化然腸胃有熱水穀不得停留亦下利清白完穀不化不得專以爲寒也

腎爲先天之本脾爲後天之本固矣然肺金不足或不得其平亦不能生水心火不足或不得其平亦不能生土徒責之脾腎無益故病亦有治標而得者

百病不離乎火火者天地所有之氣亦吾身所有之氣也從外入者天地亢害之氣吾身中以類相感召亦令此氣爲之亢害也此傷暑受熱是矣至若七情以及風寒燥濕動亂爲火者以火喜條達而惡遏抑今以七情及風寒燥濕抑遏之　動亂爲害然發之瀉之制之尅之可也迨夫相火則其體藏於右腎之中所以配左尺之水俾此水得以徹於上下周於四表充膚澤毛若霧露之溉雖水爲之實火爲之也設使陰虛此火失其窟宅遊行於四肢百骸五臟六腑之間而爲大患陽虛則此火無根而脫出爲患亦然此不可以濕折水滅唯當

设。肠胃有寒，水谷不得热腐，故下利清白，完谷不化。然肠胃有热，水谷不得停留，亦下利清白，完谷不化，不得专以为寒也。

肾为先天之本，脾为后天之本固矣。然肺金不足，或不得其平，亦不能生水，心火不足，或不得其平，亦不能生土，徒责之脾肾无益。故病亦有治标而得者。

百病不离乎火，火者，天地所有之气，亦吾身所有之气也。从外入者，天地亢害之气，吾身中以类相感召，亦令此气为之亢害也，此伤暑受热是矣。至若七情，以及风、寒、燥、湿，动乱为火者，以火喜条达而恶遏抑。今以七情及风、寒、燥、湿抑遏之动乱为害，然发之、泻之、制之、克之可也。迨夫相火，则其体藏于右肾之中。所以配左尺之水，俾此水得以彻于上下，周于四表，充肤泽毛，若雾露之溉。虽水为之，实火为之也。设使阴虚，此火失其窟宅，游行于四肢百骸，五脏六腑之间而为大患。阳虚则此火无根而脱出为患，亦然此不可以湿折水灭，唯当

相其人之陰虛陽虛而補養之獨是體虛之人易於受邪或內外傷感抑遏成火則補虛之中不可無瀉實之藥若六味地黃丸加黃柏知母等方是也審此則用藥不難中肯綮矣

張永孚曰相火稟命於命門眞水先天水火原屬同宮水以火爲主以水爲原下論曰設使陰虛此火失其窟宅陰虛卽水虧火脫出卽陽虛豈六味加知柏反可平之者耶

諸瘡將結痂時必極癢蓋癢爲虛先時邪盛則痛今邪去則虛虛則癢邪去則痂若癰疽初發便癢是邪盛正虛也

上有絶陽之絡下有破陰之紐皆是氣虛不能緝續故也補之所以輯續之耳但正氣一虛邪火便盛又穀氣不得升舉壅而爲熱又氣虛不續而有留氣爲喘爲滿爲痛往往見有餘之證令人巽首畏尾而不敢徑行施補遷延就斃者

相其人之阴虚、阳虚而补养之，独是体虚之人易于受邪，或内外伤感，抑遏成火，则补虚之中不可无泻实之药。若六味地黄丸加黄柏、知母等方是也，审此则用药不难中肯綮矣。

张永孚曰：相火禀命于命门，真水先天水火，原属同宫水，以火为主，以水为原。《下论》曰：设使阴虚，此火失其窟宅，阴虚即水亏火脱出，即阳虚。岂六味加知、柏，反可平之者耶。

诸疮将结痂时，必极痒。盖痒为虚，先时邪盛则痛。今邪去，则虚虚则痒，邪去则痂。若痈疽初发，便痒发，邪盛正虚也。

上有绝阳之络，下有破阴之纽，皆是气虚不能缉续故也。补之所以辑续之耳，但正气一虚，邪火便盛。又谷气不得升举，壅而为热，又气虚不续而有留气为喘、为满、为痛，往往见有余之证，令人巽首畏尾，而不敢径行施补，迁延就毙者

有之。

肺出气，肾纳气，所谓一呼，天根一吸，地穴循环无端，应刻而不疾徐者也，此气一虚，则断而不续，或短气不足以息，或壅而为满。虽云气不归原，其实只是气虚也。若阴虚阳无所附，上见喘满，此则真是气不归元耳。

言而微，终日乃复言者，此夺气也。湿家短气，声如从瓮中出，此气为湿所持而然，然则有形之伤悉能令气短，不能定以为夺气也。

诸痛皆主于气滞，但气滞之由有虚有实，不得专主疏刷。

脚肿无非湿热，盖浊邪下先受之也。膏粱厚味之人，由湿热下流。田野耕凿之人，由寒湿外侵，是为实邪。中气素馁，土虚不能制湿之人，是为虚邪二者。虽有虚实不同，然皆本于湿，唯是一种形瘦，多热，年老阴虚者，每至日午，脚面浮肿，此何以故？予尝思之阴虚而至暮年，阴愈虚矣。虚极之阴便不能吸气归原

有之

肺出氣腎納氣所謂一呼天根一吸地穴循環無端應刻而不疾徐者也此氣一虛則斷而不續或短氣不足以息或壅而爲滿雖云氣不歸原其實只是氣虛也若陰虛陽無所附上見喘滿此則眞是氣不歸元耳

言而微終日乃復言者此奪氣也濕家短氣聲如從甕中出此氣爲濕所持而然然則有形之傷悉能令氣短不能定以爲奪氣也

諸痛皆主於氣滯但氣滯之由有虛有實不得專主疎刷

脚腫無非濕熱蓋濁邪下先受之也膏粱厚味之人由濕熱下流田野耕鑿之人由寒濕外侵是爲實邪中氣素餒土虛不能制濕之人是爲虛邪二者雖有虛實之不同然皆本於濕唯是一種形瘦多熱年老陰虛者每至日午脚面浮腫此何以故予嘗思之陰虛而至暮年陰愈虛矣虛極之陰便不能吸氣歸原

而升舉其陰於是陽獨浮於上陰獨沉於下而脚至暮浮腫也

汗多亡陽下多亡陰言陽主外陰主內也然豈無辛熱而損蓋覆之陰豈無苦寒而傷閉蟄之陽必以見證何等而桼之以脈方爲不誤

劉澹庵曰汗多亡衞外之陽下多亡主內之陰二者應之速汗不過一汗再汗下不過一下再下而遂亡陽亡陰辛熱損陰苦寒傷陽則有漸積使然

治風熱燥火寒濕之中尤必以眞陰爲先務治寒濕温燥之中尤必以眞陽爲先務然風熱燥火亦有亡陽者陰虛陽無所附也寒濕亦有亡陰者陽虛陰必走也

厚味之人不妨消導然情欲過度又宜愼之藜藿之人最忌消導然淡食形盛又在不禁

凡病煩躁而愈者以邪氣盛時正不能與之爭反相安於無事及其正復而與

而升举其阴，于是阳独浮于上，阴独沉于下，而脚至暮浮肿也。

汗多亡阳，下多亡阴，言阳主外，阴主内也，然岂无辛热而损。盖覆之阴岂无苦寒而伤闭蛰之阳，必以见证何等而桼之，以脉方为不误。

刘澹庵曰：汗多亡卫外之阳，下多亡主内之阴。二者应之，速汗不过一汗再汗。下不过一下再下而遂亡阳、亡阴。辛热损阴，苦寒伤阳，则有渐积使然。

治风、热、燥、火、寒、湿之中，尤必以真阴为先务，治寒、湿、温、燥之中，尤必以真阳为先务，然风、热、燥、火亦有亡阳者。阴虚阳无所附也，寒湿亦有亡阴者，阳虚阴必走也。

厚味之人不妨消导，然情欲过度，又宜慎之。藜藿之人最忌消导，然淡食形盛又在不禁。

凡病烦躁而愈者，以邪气盛时正不能与之争，反相安于无事，及其正复而与

邪爭故煩躁也以此知癱瘓不隨之證無痛癢反難瘳以正爲邪併學而能復耳

病有在下者其見證反在上蓄血發狂是矣在上者其見證反在下肺氣壅大便頻肺氣虛小便數是矣在表者其見症反在裏如三陽合病下利是矣在裏者其見症反在表如熱深厥亦深及面反戴陽是矣

風温温瘧得之冬中於風寒遇温而發其氣自内而達於外故多汗不比風寒外束閉其營衛當須發汗解肌也故以發汗爲逆然其邪自内出若因汗而驟加斂表之藥邪不得越爲害匪輕務必相其人之虛實清解得宜

虛不受補邪實也實不受攻正虛也

氣有餘便是火氣焉能有餘惟是少一分之陰便多一分之氣此一分之氣無所歸宿而爲火矣

邪争，故烦躁也。以此知瘫痪不随之证无痛痒，反难瘳，以正为邪，并学而能复耳。

病有在下者，其见证反在上，蓄血发狂是矣。在上者其见证反在下。肺气壅、大便频。肺气虚，小便数是矣。在表者其见症反在里，如三阳合病下利是矣，在里者其见症反在表，如热深厥，亦深及面，反戴阳是矣。

风温温疟，得之冬，中于风寒，过温而发其气，自内而达于外，故多汗，不比风寒外束，闭其营卫。当须发汗解肌也，故以发汗为逆，然其邪自内出。若因汗而骤加敛表之药，邪不得越，为害匪轻。务必相其人之虚实，清解得宜。

虚不受补，邪实也，实不受攻，正虚也。

气有余便是火，气焉能有余，惟是少一分之阴，便多一分之气，此一分之气无所归宿而为火矣。

張漢甑曰血陰氣陽二者屬人未見其有餘少一分陰便多一分火火有餘則似氣有餘也如此說方透

陰陽有偏勝爲病者有偏負爲病者然偏勝之中往往有偏負之假象補之則益勝偏負之中往往有偏勝之假象瀉之則益負

清氣不升濁氣不降七情六淫氣血飲食痰皆能爲之苟不求其本而但利其氣氣之升降得乎

瘧疾無汗要有汗固矣至於有汗要無汗此亦不可不斟酌也雖瘧邪有虛實之不同其始未有不因暑邪內藏陰邪外束所致邪氣乘陽則陽盛陽盛則外熱熱則腠理開又暑爲陽邪陽邪多汗故瘧症往往多汗數發之後邪氣漸衰者亦以邪從汗解所以瘧疾雖衆不救者少亦以此故也豈可因其多汗而遂加以固表之藥邪無從解矣故古人但言扶正爲主亦未嘗言固表也余謂汗

张汉甑曰：血阴气阳，二者属人未见，其有余少一分，阴便多一分火，火有余则似气有余也，如此说方透。

阴阳有偏胜为病者，有偏负为病者，然偏胜之中往往有偏负之假象，补之则益胜，偏负之中往往有偏胜之假象，泻之则益负。

清气不升，浊气不降，七情六淫，气血、饮食、痰皆能为之。苟不求其本，而但利其气，气之升降得乎。

疟疾无汗，要有汗固矣。至于有汗要无汗，此亦不可不斟酌也。虽疟邪有虚实之不同，其始未有不因暑邪内藏，阴邪外束所致。邪气乘阳，则阳盛，阳盛则外热，热则腠理开。又暑为阳邪，阳邪多汗，故疟症往往多汗，数发之后，邪气渐衰者，亦以邪从汗解，所以疟疾虽众，不救者少，亦以此故也。岂可因其多汗而遂加以固表之药，邪无从解矣。故古人但言扶正为主，亦未尝言固表也。余谓：汗

少不妨更汗，若汗多不必更发汗，似为得之。

医家要明不可治之病，而后知有可治之病。不可治之病，真阴、元阳虚极故耳，如形盛、脉细、少气不足以息者死；形瘦脉大，胸中多气者死；世人徒读其文而不绎其义，岂知形盛、脉细、元阳虚也；少气不足以息，虚之极也，故死。形瘦脉大，真阴虚也，胸中多气，虚之极也，亦死。又如温病穰穰大热，脉反静者死。下利脉反大者死，又皆正气虚而邪气实也。正不胜邪，故死。可见凡病之不可治者，由真阴、元阳之虚，则其可治者可意会也。

邪气之所凑，其气必虚，故曰不能治其虚，焉问其余，然亦不可执也。岂无壮年之人，违年之和，遇月之虚，及思虑应酬之间，为虚邪贼风所乘。又因脾气健旺，过啖甘肥炙煿，酿成胶痰实火，则发表攻里，发河间之推陈致新有何不可。因循顾忌，则反累伤正气。所谓五虚死，五实亦死。又云：毋实实，毋虚虚，今又不论

少不妨更汗若汗多不必更發汗似爲得之
醫家要明不可治之病而後知有可治之病不可治之病眞陰元陽虛極故耳
如形盛脈細少氣不足以息者死形瘦脈大胸中多氣者死世人徒讀其文而
不繹其義豈知形盛脈細元陽虛也少氣不足以息虛之極也故死形瘦脈大
眞陰虛也胸中多氣虛之極也亦死又如溫病穰穰大熱脈反靜者死下利脈
反大者死又皆正氣虛而邪氣實也正不勝邪故死可見凡病之不可治者由
眞陰元陽之虛則其可治者可意會也
邪氣之所湊其氣必虛故曰不能治其虛焉問其餘然亦不可執也豈無壯年
之人違年之和遇月之虛及思慮應酬之間爲虛邪賊風所乘又因脾氣健旺
過啖甘肥炙煿釀成膠痰實火則發表攻裏如河間之推陳致新有何不可因
循顧忌則反累傷正氣所謂五虛死五實亦死又云毋實實毋虛虛今又不論

虛實動手便用補益自謂調元之手亦膠柱而鼓者耳

庸工但執熱則流通寒則凝滯二語一遇諸腹脹大痰氣阻滯與夫大小便秘遂行温利之藥不知寒熱虛實是病皆有如諸腹脹大皆屬於熱在心曰熱痰氣有餘便是火熱則燥澀爲癃此等可温利乎夫水下二刻一週循環此陰陽相抱之氣而然偏陰偏陽能之乎故曰氣化則出其旨深矣

手足心熱及夜熱有虛有實不得執定陰虛

鬼賊相刑固爲惡候然於理爲順微邪薄所不勝由己之虛也於理爲逆所以病亦有微邪而篤者賊邪而愈者

營衛之或疾或徐脾胃之或寒或熱痰因之而中積血因之而留止不亟爲開囊活血陳者不去新者不生始因虛而致實終因實而致虛此攻擊之品不能無也

虚实，动手便用补益，自谓调元之手，亦胶柱而鼓者耳。

庸工但执热则流通，寒则凝滞二语。一遇诸腹胀大，痰气阻滞与夫大小便秘，遂行温利之药。不知寒热虚实是病，皆有如诸腹胀大，皆属于热在心，曰热痰气有余，便是火热，则燥涩为癃。此等可温利乎？夫水下二刻一周循环，此阴阳相抱之气，而然偏阴偏阳能之乎？故曰气化则出其旨，深矣！

手足心热，及夜热，有虚有实，不得执定阴虚。

鬼贼相刑，固为恶候，然于理为顺，微邪薄所不胜，由己之虚也。于理为逆，所以病亦有微邪而笃者，贼邪而愈者。

营卫之或疾或徐，脾胃之或寒或热，痰因之而中积，血因之而留止，不亟为开囊活血，陈者不去，新者不生，始因虚而致实，终因实而致虚，此攻击之品不能无也。

肝欲散，急食辛以散之，肝之实也。肝苦急，急食甘以缓之，肝之虚也。推之他脏亦然。

女人血结胞门，则上焦之阳不得入于阴，在下则小腹里急。五液时下，在上则孤阳独浮，而为发热为掌，上烦为唇口干燥，又宜先开痹，破阴结，引阳下行，不徒专恃滋阴。

小便少，亦有肺热，不能通调水道者。

风湿症以去苍术，加白术冲和汤，为当风寒症，亦有风有时开其腠理而自汗者，四时伤风亦有自汗者，耆、芎宜慎。

风火皆阳，能开其腠理，皆自汗多汗，一则桂枝，一则白虎，不可紊也。廉泉开，有中焦郁热者，有中风舌纵者。

虚则不能运化精微，郁而为热，此阴黄之由。

肝欲散急食辛以散之肝之實也肝苦急急食甘以緩之肝之虛也推之他臟亦然

女人血結胞門則上焦之陽不得入於陰在下則小腹裏急五液時下在上則孤陽獨浮而爲發熱爲掌上煩爲唇口乾燥又宜先開痹破陰結引陽下行不徒耑恃滋陰

小便少亦有肺熱不能通調水道者

風濕症以去蒼朮加白朮冲和湯爲當風寒症亦有風有時開其腠理而自汗者四時傷風亦有自汗者耆芎宜慎

風火皆陽能開其腠理皆自汗多汗一則桂枝一則白虎不可紊也廉泉開有中焦鬱熱者有中風舌縱者

虛則不能運化精微鬱而爲熱此陰黃之由

緊斂勁縮燥之體也風勝反似之兼勝己之化也

營衛受氣於中中有所阻則營虛發熱衛虛惡寒故氣血飲食痰皆能寒熱者質此

青筋症面青唇黑手足厥冷氣逆血衝使然醫者意中不先有此一症鮮不認作陰經傷寒也

膈間有熱痰熱氣上烝脈道壅塞故令人頭風目昏治以酒蒸大黃自上抑之所謂鳥集高巔射而落之也此症甚多眼科未嘗載予每治驗

人身中有形之物皆屬陰故曰瘦人血虛然肥人亦有痰生熱熱生風風生燥燥則傷陰往往亦有陰虛者不可不知

痰之洶湧上焦結聚胸中皆由於氣故治痰莫先於治氣治氣又莫先於降火破氣清火則痰自消此則言乎六淫七情怫鬱暴積之痰耳若日積月累老痰

紧敛劲缩燥之体也，风胜反似之兼胜己之化也。

营卫受气于中，中有所阻，则营虚，发热，卫虚恶寒，故气、血、饮食、痰皆能寒热者质此。

青筋症，面青、唇黑、手足厥冷，气逆血冲使然。医者意中不先有此一症，鲜不认作阴经伤寒也。

膈间有热，痰热气上烝，脉道壅塞，故令人头风目昏。治以酒蒸大黄，自上抑之。所谓鸟集高巅，射而落之也。此症甚多，眼科未尝载，予每治验。

人身中有形之物皆属阴，故曰瘦人血虚。然肥人亦有痰生热，热生风，风生燥，燥则伤阴，往往亦有阴虚者，不可不知。

痰之汹涌上焦，结聚胸中，皆由于气，故治痰莫先于治气，治气又莫先于降火，破气，清火，则痰自消。此则言乎六淫七情怫郁，暴积之痰耳，若日积月累老痰

凝結又當積漸以消釋之更當相其人之陽虛陰虛助以調補苟如前法將見痰未降而氣已消爲患不可勝言矣醫者曉得當汗而汗當下而下不難曉得當汗而不能汗當下而不可下爲難仲景之可與不可宜詳玩富貴之人恣情縱慾自揣不足求補於味不知腎虛則胃弱不能消磨其厚味不生津液而反爲痰涎中州不運矣氣愈弱矣病者不察虛中有實醫者又不識實中有虛攻之不安補之無益聊藉參耆苟延歲月一旦奄逝自謂其命寧不悲哉

按之痛者爲實不痛爲虛夫按則氣散即實亦有因之而痛減者虛則氣壅而爲痛復按之氣愈壅即虛亦有因之而益痛者正未可執此而定其虛實也若以熱手久按痛止爲寒不止爲熱此則差可必耳

七情所傷動亂其火而傷陰此易知也七情所傷動亂其神而損氣此難知也要知神乃氣之帥神亂則氣自損耳

凝结，又当积，渐以消释之。更当相其人之阳虚、阴虚，助以调补，苟如前法。将见痰未降而气已消为患，不可胜言矣。医者晓得当汗而汗，当下而下，不难晓得当汗而不能汗，当下而不可下为难，仲景之可与不可，宜详玩。富贵之人恣情纵欲，自揣不足，求补于味，不知肾虚，则胃弱不能消磨其厚味。不生津液而反为痰涎，中州不运矣，气愈弱矣。病者不察虚中有实，医者又不识实中有虚，攻之不安，补之无益，聊藉参耆苟延岁月。一旦奄逝，自谓其命，宁不悲哉！

按之痛者，为实，不痛为虚。夫按则气散，即实，亦有因之而痛减者，虚则气壅而为痛复，按之气愈壅，虚亦有。因之而益痛者，正未可执此而定其虚实也。若以热手久按痛止，为寒不止，为热，此则差可必耳。

七情所伤，动乱其火而伤阴，此易知也。七情所伤，动乱其神而损气，此难知也。要知神乃气之帅，神乱则气自损耳。

疏其氣血令其調達而致和平

膏粱厚味之人形盛氣衰以氣不足以充故也然氣不足則生痰以爲氣不足而補之則痰氣愈滯胸膈不利營衛不通加之以腎元衰耗厥氣上逆諸病叢生故善治者補益之中不可不兼之伐痰然端本澄源又在遠房幃斷厚味爲先務也

五臟各有專司六府互爲輸瀉不啻百僚帥師矣十二經以行於表裏上下十五絡以絡之奇經八脈以藩蔽之不啻金城湯池矣然主不明則十二官危土崩瓦解之勢一朝而至可見善養生者全在收攝此心程子曰心要在腔子裏朱子曰必使道心嘗爲一身之主而人心每聽命焉則天地萬物位且育豈但區區却病而已

劉澹菴曰人身別有一主非心也謂之君主之官當與十二官平等不得獨

疏其气血，令其调达而致和平

膏粱厚味之人，形盛气衰，以气不足以充故也。然气不足，则生痰，以为气不足而补之，则痰气愈滞。胸膈不利，营卫不通，加之以肾元衰耗，厥气上逆，诸病发生，故善治者，补益之中不可不兼之伐痰。然端本澄源，又在远房帏、断厚味为先务也。

五脏各有专司，六府互为输泻，不啻百僚帅师矣。十二经以行于表里上下十五络，以络之奇经八脉，以藩蔽之，不啻金城汤池矣。然主不明，则十二官危，土崩瓦解之势一朝而至。可见善养生者，全在收摄此心。程子曰：心要在腔子里；朱子曰：必使道心尝为一身之主，而人心每听命焉。则天地万物，位且育，岂但区区却病而已。

刘澹庵曰：人身别有一主，非心也，谓之君主之官，当与十二官平等，不得独

尊心之官为主。若以心之官为主，则下文主不明，则十二官危，当云十一官矣。此赵无闾所见甚超也，阴虚则阳无所附，气有升无降，法当以滋阴之药为君，敛降之药为佐，苟徒降其气，则浊未必降而清且随之矣。阳虚则此气中断，气有降无升，法当以补中药为君，升举之药为佐，苟徒升其气，则清未必升，而浊且随干矣。此治阴阳偏虚不易之理外，此或七情逆滞，或气血、饮食、痰阻碍中焦，妨其升降出入之路。其人元气未亏，不妨升之降之可也。

然以上悉指后天有形气血而言，若论先天元阴、元阳，则阴虚阳必薄，阳虚阴必乘，此时但当峻补其阴，阳无暇为升降，治标计也。

八珍汤固是阴阳平补之剂，然人禀受不同，岂无偏胜偏虚，则知少补一分之阳，不足以配阴，少补一分之阴，不足以配阳，多补一分之阳，则阴气耗竭一分，多补一分之阴，则阳气牵滞一分。此调理不足之症最为棘手，况乎体虚之人，

尊心之官爲主若以心之官爲主則下文主不明則十二官危當云十一官矣此趙無閭所見甚超也陰虛則陽無所附氣有升無降法當以滋陰之藥爲君斂降之藥爲佐苟徒降其氣則濁未必降而清且隨之矣陽虛則此氣中斷氣有降無升法當以補中藥爲君升舉之藥爲佐苟徒升其氣則清未必升而濁且隨干矣此治陰陽偏虛不易之理外此或七情逆滯或氣血飲食痰阻礙中焦妨其升降出入之路其人元氣未虧不妨升之降之可也

然以上悉指後天有形氣血而言若論先天元陰元陽則陰虛陽必薄陽虛陰必乘此時但當峻補其陰陽無暇爲升降治標計也

八珍湯固是陰陽平補之劑然人稟受不同豈無偏勝偏虛則知少補一分之陽不足以配陰少補一分之陰不足以配陽多補一分之陽則陰氣耗竭一分多補一分之陰則陽氣牽滯一分此調理不足之症最爲棘手況乎體虛之人

外淫易犯內情易起飲食易停痰血易滯尤不可僅責其所無而不求其所有也

陰雖主降然必欲從天而降陽雖主升然必欲從地而升方謂之陰陽相抱故用苦寒以治火之王辛温以治水之王病未去而寒熱反增

邪正相搏則痛若正不勝邪不妨補之然須佐以去邪之藥若正氣太虛又不妨純補俟其正復然後加以去邪之藥兵法云先爲不可勝以待敵之可勝又曰善戰者立於不敗之地而不失敵之所以敗也

虛痛雖有氣血寒熱之分然皆主於氣鬱滯氣不滯則痛無由生氣虛則氣行遲遲則鬱滯而痛血虛則氣行疾疾則前氣未行而後氣又至亦令鬱滯而痛故氣虛補氣血虛補血俾陰中有陽陽中有陰反其漏下二刻一周循環之常痛自愈也

外淫易犯，内情易起饮食，易停痰血，易滞，尤不可仅责其所无，而不求其所有也。

阴虽主降，然必欲从天而降，阳虽主升，然必欲从地而升，方谓之阴阳相抱。故用苦寒以治火之王，辛温以治水之王，病未去而寒热反增。

邪正相搏则痛，若正不胜邪，不妨补之。然须佐以去邪之药，若正气太虚，又不妨纯补，俟其正复，然后加以去邪之药。《兵法》云：先为不可胜以待敌之可胜。又曰，善战者立于不败之地，而不失敌之所以败也。

虚痛虽有气血寒热之分，然皆主于气郁滞气，不滞则痛无由生，气虚则气行迟，迟则郁滞而痛。血虚则气行疾，疾则前气未行而后气又至，亦令郁滞而痛。故气虚补气，血虚补血，俾阴中有阳，阳中有阴，反其漏下二刻一周循环之，常痛自愈也。

适事为故

世间病之杀人者十三，而药之杀人者十七，皆由不知阴阳虚实之理也。如劳瘵未必遽死也，欲退其蒸，频用寒凉，则脾泄而不可救矣。膈噎未必遽死也，欲开其郁，频用香燥，则三阳结而津液竭矣。水肿未必遽死也，欲利其水，频用淡渗，则阴亡而成阳水矣。如此之类，未易枚举，操司命之权者，岂可不知中病即止之理。

反佐以取之

阳虚而见阳热之症，此是真火无根而脱出也。阴虚而见阳热之症，此阴虚阳无所附而然也。阳盛而见阴寒之症，阳盛拒阴也。阴盛而见阳热之证，阴盛格阳也。四者用药差讹，死生反掌。

阳虚阴必走水，无气以鼓之，不能周流循环，是以走也。故有阳虚失血者，然血

適事爲故

世間病之殺人者十三而藥之殺人者十七皆由不知陰陽虛實之理也如勞瘵未必遽死也欲退其蒸頻用寒凉則脾泄而不可救矣膈噎未必遽死也欲開其鬱頻用香燥則三陽結而津液竭矣水腫未必遽死也欲利其水頻用淡滲則陰亡而成陽水矣如此之類未易枚舉操司命之權者豈可不知中病即止之理

反佐以取之

陽虛而見陽熱之症此是眞火無根而脫出也陰虛而見陽熱之症此陰虛陽無所附而然也陽盛而見陰寒之症陽盛拒陰也陰盛而見陽熱之證陰盛格陽也四者用藥差訛死生反掌

陽虛陰必走水無氣以鼓之不能周流循環是以走也故有陽虛失血者然血

本水類水就下既無氣運之上行則當從二陰之竅脫出今陽虛之血往往見爲吐衄者何也要知命門火衰之人眞陽脫出浮遊於上陰血擾亂不寧亦從而脫出也海藏云激而爲吐血衄血者有之心肺受邪也下而爲便血溺血者有之腎肝受邪也其言可想

陰陽格拒藥用反佐謂之反治可也至於眞寒而見假熱眞熱而見假寒藥用反佐其實正治也

血脫益氣是陰虛陽無所附故不得不先補其陽然後徐調其陰此從權之治尋常陰虛勞瘵不得以之藉口而以參耆爲家常茶飯

熱則生風雖有虛實之不同然皆爲假象也只是古方養血清熱之中而以風藥爲佐此不可不深究其義夫風者肝木之氣少陽之火繫焉喜條達而惡抑遏火動風生失其條達而抑遏也佐以風藥以辛利之而復其性耳

本水类，水就下，既无气运之上行，则当从二阴之窍脱出。今阳虚之血往往见为吐衄者，何也，要知命门火衰之人，真阳脱出，浮游于上，阴血扰乱不宁，亦从而脱出也。海藏云：激而为吐血，衄血者有之，心肺受邪也。下而为便血、溺血者有之，肾肝受邪也，其言可想。

阴阳格拒，药用反佐，谓之反治可也。至于真寒而见假热，真热而见寒，药用反佐。其实正治也。

血脱益气是阴虚阳无所附，故不得不先补其阳，然后徐调其阴，此从权之治。寻常阴虚劳瘵不得以之藉口，而以参、耆为家常茶饭。

热则生风，虽有虚实之不同，然皆为假象也。只是古方养血清热之中，而以风药为佐，此不可不深究其义。夫风者肝木之气，少阳之火，系正喜条达而恶抑遏火动风生，失其条达而抑遏也，佐以风药以辛利之而复其性耳。

黄连、苦参久服而反热，附子、干姜多饮而反寒。虽云久而增气，反招见化之，尤究不外寒之不寒，是无水也，热之不热是无火也。

痉证在外阳病者，仰而不能俯，在内阴病者俯而不能抑，此不易之论也。而海藏附子散方下云，治伤寒，阴痉手足厥冷，筋脉拘急，汗出不止，头项强直，头摇口噤。夫头项强直，则非俯而不能仰也，奈何阴病亦然意者，阴盛格阳于外，阳经热盛故如此。如厥阴经热深，厥亦深，亦舌卷、囊缩，此又是热乘其本而阴反走于外也。予曾见头项强直之证，有与寒凉而随毙者，盖未达此理故耳。

肾者，胃之关，从阳则开，从阴则阖，阳太胜则开而为消阴太胜，则阖而为水明矣。仲景治水肿主之，以肾气丸而治消渴亦然，宁不与阳盛有乖乎，予谓此之消是肾中阳虚不能收摄也，此之渴是肾虚引水自求也。俞嘉言谓：肾水下趋，故消肾气不上腾，故渴均用此丸蒸动肾气，恐未必然。

黃連苦參久服而反熱附子乾薑多飲而反寒雖云久而增氣反招見化之尤究不外寒之不寒是無水也熱之不熱是無火也

痙證在外陽病者仰而不能俛在內陰病者俛而不能仰此不易之論也而海藏附子散方下云治傷寒陰痙手足厥冷筋脈拘急汗出不止頭項強直頭搖口噤夫頭項強直則非俛而不能仰也奈何陰病亦然意者陰盛格陽於外陽經熱盛故如此如厥陰經熱深厥亦深亦舌卷囊縮此又是熱乘其本而陰反走於外也予曾見頭項強直之證有與寒涼而隨斃者蓋未達此理故耳

腎者胃之關從陽則開從陰則闔陽太勝則開而爲消陰太勝則闔而爲水明矣仲景治水腫主之以腎氣丸而治消渴亦然甯不與陽盛有乖乎予謂此之消是腎中陽虛不能收攝也此之渴是腎虛引水自救也俞嘉言謂腎水下趨故消腎氣不上騰故渴均用此丸蒸動腎氣恐未必然

上虛固是陽虛以身半已上同天之陽也下虛多是陰虛以身半以下同地之陰也然一陽根於地下而水出自高原陽虛則有降無升或虛之極而眞陽脫出陰虛則有升無降或虛之極而眞陰四射又不可不進求焉

陽中不可無陰者何無陰則不能降也陰中不可無陽者何無陽則不能升也故曰天以陽生陰長地以陽殺陰藏

渴而汗出小便利大便鞭似不宜更利小便重傷津液也然仲景又有宜五苓散者此蓋通因通用其小便利乃是熱邪偏滲於小腸故行乘勢利導之法如下利之用承氣也

燥與濕不兩立之勢然濕則鬱鬱則熱熱則燥生有不得不然之理亦濕位之下風氣承之風生燥也仲景諸黃猪膏髮煎茵陳五苓散分治氣血分之燥旨哉

上虚固是阳虚，以身半已上同天之阳也；下虚多是阴虚，以身半以下同地之阴也。然一阳根于地下，而水出自高原，阳虚则有降无升，或虚之极而真阳脱出，阴虚则有升无降，或虚之极而真阴四射，又不可不进求焉。

阳中不可无阴者，何无阴则不能降也，阴中不可无阳者，何无阳则不能升也。故曰天以阳生阴长，地以阳杀阴藏。

渴而汗出小便利，大便鞕，似不宜更利小便，重伤津液也。然仲景又有宜五苓散者，此盖通因通用，其小便利，乃是热邪偏渗于小肠故行，乘势利导之法如下利之，用承气也。

燥与湿不两立之势，然湿则郁，郁则热，热则燥生，有不得不然之理，亦湿位之下风气承之，风生燥也。仲景诸黄猪膏发煎茵陈五苓散，分治气血分之燥旨哉。

截疟劫嗽本非王道，亦有不能不用，如疟邪已去八九，胸中有痰癖留恋其邪。斯时不暇顾其余而直攻其痰，则邪无留恋之处，而病自愈。设邪气方张，则驱邪之未遑，正气已脱，则补救之。未遑敢用截药乎？咳嗽邪已去八九而肺气虚耗，虚则气逆，斯时亦不暇顾虑其邪之未散，而直收涩之收以止逆。涩以固脱，则正气复而余邪自解。设邪未去八九而虚邪逆上，敢用劫药乎？

从少从多，观其事也

伤寒，黄连汤，因其人本虚，寒伤邪传里，与胸中之阳两阳相合，故为上热，下焦之寒则自若也。所以上热下寒，斯时已成乖否之象，病可愈乎？是汤之不可缓矣。

六气相合，有差多差少，有真象，有假象，真假之中又复有差多差少，所以不可不知从治之法也。

截瘧刼嗽本非王道亦有不能不用如瘧邪已去八九胸中有痰澼留戀其邪斯時不暇顧其餘而直攻其痰則邪無留戀之處而病自愈設邪氣方張則驅邪之未遑正氣已脫則補救之未遑敢用截藥乎欬嗽邪已去八九而肺氣虛耗虛則氣逆斯時亦不暇顧慮其邪之未散而直收濇之收以止逆澁以固脫則正氣復而餘邪自解設邪未去八九而虛邪逆上敢用刼藥乎

從少從多觀其事也

傷寒黃連湯因其人本虛寒陽邪傳裏與胸中之陽兩陽相合故爲上熱下焦之寒則自若也所以上熱下寒斯時已成乖否之象病可愈乎是湯之不可緩矣

六氣相合有差多差少有眞象有假象眞假之中又復有差多差少所以不可不知從治之法也

陽虛易於受寒陰虛易於受熱以身中之不足感召外邪之有餘此流濕就燥之義且無以禦之之故也然亦有陰虛中寒陽虛受熱者其邪蓋因虛而招致不必同類而感召也治熱則恐亡陽治寒則慮亡陰最難爲矣

陰虛祗當發熱不當惡寒然亦有惡寒者熱勝反兼勝己之化也氣虛祗當惡寒不當發熱然亦有發熱者火與元氣不兩立也

小便黃赤多主於熱經又云肺氣虛則肩背痛寒少氣不足以息溺色變又冬脈不及令人䏚清脊痛溺色變二者言肺腎虛寒而小便變何虛實寒熱相懸而其病則同若此要知肺虛則不能通調水道腎虛則關門不利皆能鬱而爲熱熱則溺色變是熱則一第有虛實之不同耳亦不可不知從治之法也

張漢瓿曰小便赤變有中寒而如是虛人老人恒多溺色變熱則一未應說也

阳虚易于受寒，阴虚易于受热，以身中之不足，感召外邪之有余，此流湿就燥之义。且无以御之之故也，然亦有阴虚中寒，阳虚受热者，其邪盖因虚而招致，不必同类而感召也。治热则恐亡阳，治寒则虑亡阴最难为矣。

阴虚只当发热，不当恶寒，然亦有恶寒者，热胜反兼胜已之化也。气虚只当恶寒不当发热，然亦有发热者，火与元气不两立也。

小便黄赤，多主于热。经又云：肺气虚则肩背痛寒，少气不足以息，溺色变，又冬脉不及，令人䏚清，脊痛，溺色变，二者言肺肾虚寒而小便变，何虚实寒热相悬，而其病则同，若此要知肺虚则不能通调水道，肾虚则关门不利。皆能郁而为热，热则溺色变，是热则一，第有虚实之不同耳，亦不可不知从治之法也。

张汉瓿曰：小便赤变，有中寒而如是，虚人、老人恒多溺色变，热则一，未应说也。

必伏其所主而先其所因

丹毒之与发斑，亦有表里致病之殊，丹毒则系感触时行不正之气滞于营卫，斑则由阳明瘀热而发于肌肉。二者虽宜清热，在丹毒不可不加以解散，在斑又不可不顾其虚。盖斑亦有亡阳于外者，如丹溪所治完颜小将军是也。又丹疹随出随没，系阴虚而虚火游行者，又身痒瘾疹，有因风湿及痰者。

风伤卫，卫伤则不能固卫津液，故令自汗。此说深得用桂枝汤之旨，表实则里虚，此一语人，往往潦草看过而不求其所以然。盖营卫受气于胸中，而脏腑亦受输于营卫，今营卫受邪，而实则失其转输之职而里为之虚。亦医道之浅而易忽者。

张永孚曰：营卫受邪而实当言卫受邪，而实则营失其卫，而里为之虚。不然表实里虚一语终欠明耳。

必伏其所主而先其所因

丹毒之與發斑亦有表裏致病之殊丹毒則係感觸時行不正之氣滯於營衛斑則由陽明瘀熱而發於肌肉耳二者雖宜清熱在丹毒不可不加以解散在斑又不可不顧其虛蓋斑亦有亡陽於外者如丹溪所治完顏小將軍是也又丹疹隨出隨沒係陰虛而虛火遊行者又身癢癮疹有因風濕及痰者

風傷衛衛傷則不能固衛津液故令自汗此説深得用桂枝湯之旨表實則裏虛此一語人往往潦草看過而不求其所以然蓋營衛受氣於胸中而臟腑亦受輸於營衛今營衛受邪而實則失其轉輸之職而裏爲之虛亦醫道之淺而易忽者

張永孚曰營衛受邪而實當言衛受邪而實則營失其衛而裏爲之虛不然表實裏虛一語終欠明耳

病有大相懸殊而其理則同者如肺痿之與痿躄肺癰之與痹病不同然一本於陰虛一本於陽實其理則同故學者不可不知比類

人身中三陽經衛於外三陰經守於中原無勝負第陽氣喜舒而惡鬱鬱則熱生七情六淫皆能令鬱也又天產作陽厚味助火又勞倦則陽和之氣動亂爲火如是則火與熱搏擊於身形之中未免傷陰陰傷則陽旺陽旺陰愈傷以至偏勝偏虛故丹溪發陽有餘陰不足之論世人讀其言不精求其義毋怪其有吠聲

太陰厥陰無熱而少陰反有熱者緣少陰與太陽爲表裏其經亦裏之表又少陰藏眞陽斯二者俱是反有熱之故也觀其用麻黃附子細辛湯槩可見矣

胃偏於陽則消穀易飢又曰邪熱不殺穀蓋消穀是胃陽發露不殺穀是邪熱耳

病有大相悬殊，而其理则同者，如肺痿之与痿躄、肺痈之与痹病不同。然一本于阴虚，一本于阳实，其理则同。故学者不可不知比类。

人身中三阳经卫于外，三阴经守于中原，无胜负。第阳气喜舒而恶郁，郁则热生，七情六淫皆能令郁也。又天产作阳，厚味助火。又劳倦则阳和之气动乱为火，如是则火与热搏击于身形之中，未免伤阴。阴伤则阳旺，阳旺阴愈伤，以至偏胜偏虚。故丹溪发阳有余，阴不足之论。世人读其言，不精求其义，毋怪其有吠声。

太阴、厥阴无热而少阴反有热者，缘少阴与太阳为表里，其经亦里之表。又少阴藏真阳，斯二者俱是，反有热之故也。观其用麻黄附子细辛汤概可见矣。

胃偏于阳，则消谷易饥。又曰：邪热不杀谷。盖消谷是胃阳发露不杀谷，是邪热耳。

《伤寒论》、《金匮要略》岂每证治验，然后笔之于书哉。不过以正气与邪气相搏击在何经，又系何邪见证，应作何等立其例，论其理耳。然却非杜撰后人，亦将此等理明白于胸中何难。因此及彼昔贤议论真筌蹄也，又要略者，是举其要，而言扩，而充之存乎其人。

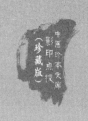

燥极而口噤，善惊数欠者，以木被金囚而不舒也。妇人藏躁，喜悲伤，亦是此意。

寒之而热者，取之阴热之，而寒者取之阳，各求其属

当天地不交之时，阳独治于上，无阴以盖覆之，阴独治于下而填九窍之原。明者当于阳药中加以收敛降下之品，使阳归于阴，阴药中加以升腾生发之味，使阴加于阳。

过用阴精而阴脱于下，暴喜伤阳而阳脱于上，则各补其阴阳，其有亡阴而阳脱于上，亡阳而阴脱于下。则脱阴者当补其阳脱，阳者当补其阴。

傷寒論金匱要略豈每證治驗然後筆之於書哉不過以正氣與邪氣相搏擊在何經又係何邪見證應作何等立其例論其理耳然却非杜撰後人亦將此等理明白於胸中何難因此及彼昔賢議論眞筌蹄也又要略者是舉其要而言擴而充之存乎其人

燥極而口噤善驚數欠者以木被金囚而不舒也婦人藏躁喜悲傷亦是此意

寒之而熱者取之陰熱之而寒者取之陽各求其屬

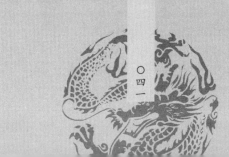

當天地不交之時陽獨治於上無陰以蓋覆之陰獨治於下而塡九竅之原明者當於陽藥中加以收斂降下之品使陽歸於陰陰藥中加以升騰生發之味使陰加於陽

過用陰精而陰脫於下暴喜傷陽而陽脫於上則各補其陰陽其有亡陰而陽脫於上亡陽而陰脫於下則脫陰者當補其陽脫陽者當補其陰

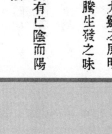

陰虛陽亢法當益水或加細生甘草以瀉火此先天之陰陽也陰虛而生濕熱法當滋陰以瀉濕熱如六味丸加黃柏知母此後天之陰陽也陰虛而陽無所附法當峻補其陰以攝伏陽陽虛而無所倚法當峻補其陽以承領其陰陰陽兩虛則平補而各居其位此後天之陰陽而并通乎先天之陰陽也

相火有二在少陰者元陽也在少陽者生發之氣也皆須陰以養之咳嗽大半是火來克金謂之賊邪故難愈在實火固可瀉若虛火惟有壯水之主然壯水豈常人之能事又豈可以歲月程功況乎陰虛於下則痰氣壅於上養陰之藥又皆阻氣留痰亦未易倉卒取效也

劉澹菴曰此是內傷陰虛火來尅金之嗽若風寒外入肺邪未出失解者久之火亦尅金傳變生痰又在體認明白

人有至冬寒時苦足冷夜半陽氣漸生其冷愈甚此亦質壯秋冬奪於所用病

阴虚阳亢，法当益水，或加细生甘草以泻火。此先天之阴阳也，阴虚而生湿热，法当滋阴以泻湿热，如六味丸加黄柏、知母，此后天之阴阳也。阴虚而阳无所附，法当峻补其阴以摄伏阳。阳虚而无所倚，法当峻补其阳，以承领其阴。阴阳两虚，则平补，而各居其位。此后天之阴阳而并通乎，先天之阴阳也。

相火有二，在少阴者元阳也，在少阳者生发之气也，皆须阴以养之。咳嗽大半是火来克金，谓之贼邪，故难愈。在实火固可泻，若虚火惟有壮水之主，然壮水岂常人之能事。又岂可以岁月程功，况乎阴虚于下，则痰气壅于上，养阴之药又皆阻气留痰，亦未易仓卒取效也。

刘澹庵曰：此是内伤阴虚，火来克金之嗽。若风寒外入，肺邪未出，失解者久之，火亦克金，传变生痰，又在体认明白。

人有至冬寒时苦，足冷，夜半阳气渐生，其冷愈甚，此亦质壮，秋冬夺于所用病

之輕者也其人上焦必多熱蓋兩腎陰陽抱負損一分之陰卽脫出一分之陽既強力入房奪其收藏之用陰精縱未全虧陽氣亦難全藏是以上焦每多熱下焦每多寒至秋冬三陰氣多三陽氣少之時足爲之冷矣晝當陽氣旺或能入於陰子後初生之陽其氣尙微遂不能入於陰而足愈冷也比之夏至一陰生而天氣反熱冬至一陽生而天氣反寒其理一也矧脫出之陽與上焦初生之陽至此時兩陽摶擊於胸中未免痰氣涸滯此又陽不能入於陰之一義也內經厥論云春夏則陽氣多而陰氣少秋冬則陰氣盛而陽氣衰此人者質壯以秋冬奪於所用下氣上爭不能復精氣溢下邪氣因從之而上也人知秋冬奪於所用謂秋冬奪於收藏之用但不知收藏何物豈知收藏者指此陽氣而言也陽氣至此時收藏腎中正當思培養之計爲來歲生長化之用奈何恃其質壯而以入房遂奪此收藏之用於是下焦之陽衰矣衰則求救於上焦之陽

之轻者也，其人上焦必多热。盖两肾阴阳抱负，损一分之阴，即脱出一分之阳，既强力入房夺其收藏之。用阴精纵未全亏，阳气亦难全藏，是以上焦每多热，下焦每多寒。至秋冬，三阴气多，三阳气少之时，足为之冷矣。昼当阳气旺，或能入于阴，子后初生之阳其气尚微，遂不能入于阴而足愈冷也。比之夏至一阴生而天气反热，冬至一阳生而天气反寒，其理一也。矧脱出之阳与上焦初生之阳，至此时两阳搏击于胸中，未免痰气涸滞，此又阳不能入于阴之一义也。内经《厥论》云：春夏则阳气多而阴气少，秋冬则阴气盛而阳气衰。此人者质壮，以秋冬夺于所用下气上争，不能复精气，溢下邪气，因从之而上也。人知秋冬夺于所用，谓秋冬夺于收藏之用。但不知收藏何物，岂在收藏者，指此阳气而言也。阳气至此时收藏肾中，正当思培养之计，为来岁生长化之用。奈何恃其质壮而以入房，遂夺此收藏之用，于是下焦之阳衰矣，衰则求救于上焦之阳。

上焦之陽原賴於下焦之陽爲之根今下焦潛藏之陽旣衰而上焦之陽安能復也陽不能持其陰精而精氣溢下上下之陽俱虛時令之寒挾下焦之寒從之而上故寒厥耳後人謂奪於所用是精竭於下上爭而求救於母氣腎所去者太過肺所生者不及故不能復如此言則是陰虛之證不常見爲寒厥與陽氣衰於下則爲寒厥及陽氣衰不能滲營其經絡之旨大相背戾此蓋隨文順釋之弊後學無可適從耳

腎虛水泛爲痰謂腎中陽虛也陽虛故水泛溢若陰虛則是有升無降咳唾痰涎二者相去徑庭治法迥別

火之所以沉伏者多本於陰虛無以堵禦經謂陰脈不足陽往乘之也故養得一分之陰卽能托出一分之火如瘧疾邪微正復將欲愈者口舌反生瘡又傷寒口渴爲欲愈是矣

上焦之阳原赖于下焦之阳为之根，今下焦潜藏之阳既衰，而上焦之阳安能复也。阳不能持其阴精，而精气溢下。上下之阳俱虚时，令之寒挟下焦之寒从之而上，故寒厥耳。后人谓夺于所用，是精竭于下，上争而求救于母气肾所去者太过。肺所生者不及，故不能复。如此言则是阴虚之证不常见，为寒厥与阳气衰于下，则为寒厥及阳气衰，不能渗营其经络之旨大相背戾。此盖随文顺释之弊，后学无可适从耳。

肾虚水泛为痰，谓肾中阳虚也，阳虚故水泛溢。若阴虚则是有升无降，咳唾痰涎。二者相去径庭，治法迥别。

火之所以沉伏者，多本于阴虚无以堵御。经谓：阴脉不足，阳往乘之也，故养得一分之阴，即能托出一分之火。如疟疾邪微正复，将欲愈者口舌反生疮，又伤寒口渴为欲愈是矣。

丹溪阴不足之论诚为精确，是则当养阴矣。然道家又言，纯阳又是喜阳而恶阴，不知阴阳不可偏胜，亦不可偏负，其相得无间，便是真气、元气，即生气也。人生动作不衰，皆赖此阳气，然养此阳气又全赖此阴气，如鱼之有水，所以阴在内阳之守也。然阴气匮乏一分，则阳气脱出一分，阴气全绝，则孤阳飞越而去矣。善摄生者外邪不侵，内情不动茹淡，远则火不作而阴全，阴全则阳气相抱，四肢百骸皆阳气充乎其间。故曰：纯阳苟不知此理而一味养阳以求生。《经》曰：有阳无阴谓之厥阳，厥阳可生乎？

疟之寒热当知三者之别，一因有形之积留于中焦，夫中焦之气主行营卫者也。为有形所阻，则营卫不能受气而虚，卫虚而恶寒，营虚则发热也。再则，因暑邪为阴寒所束，在半表半里之间，一旦发动，薄阴则阴实而阳虚，薄阳则阳实而阴虚，阴虚则发热，阳虚则恶寒也。其三，则因气血两虚，气虚则恶寒，血虚则

丹溪陰不足之論誠爲精確是則當養陰矣然道家又言純陽又是喜陽而惡陰不知陰陽不可偏勝亦不可偏負其相得無間便是眞氣元氣卽生氣也人生動作不衰皆賴此陽氣然養此陽氣又全賴此陰氣如魚之有水所以陰在內陽之守也然陰氣匱乏一分則陽氣脫出一分陰氣全絶則孤陽飛越而去矣善攝生者外邪不侵內情不動茹淡遠則火不作而陰全陰全則陽氣相抱四肢百骸皆陽氣充乎其間故曰純陽苟不知此理而一味養陽以求生經曰有陽無陰謂之厥陽厥陽可生乎

瘧之寒熱當知三者之別一因有形之積留於中焦夫中焦之氣主行營衛者也爲有形所阻則營衛不能受氣而虛衛虛則惡寒營虛則發熱也再則因暑邪爲陰寒所束在半表半裏之間一旦發動薄陰則陰實而陽虛薄陽則陽實而陰虛陰虛則發熱陽虛則惡寒也其三則因氣血兩虛氣虛則惡寒血虛則

發熱也凡病見寒熱總不越此三者

張漢瓿曰氣血虛惡寒發熱說在瘧之寒熱條下宜分別氣不足則中焦之氣斷續而不行凝結而爲脹滿痞塞血不足則不能吸陽氣於下中焦之氣亦斷續而不行凝結而爲脹滿痞塞於此但當診其脈症察陰虛陽虛而補益之一切破氣消導之藥不可用也夫四肢百骸皆受氣於胸中氣血虛則周身浮腫亦如中焦之氣斷續不行留結而爲脹滿痞塞也於此亦當審其氣虛血虛而補益之浮腫自消一切消腫利水之藥不可用也

明知逆順正行無間

嘔衄血不止有當下之者人皆知血出下竅爲順故其法應施於妄逆之際也不知血之妄逆皆因於火治火必用苦寒苦寒之藥能令血凝不流血不流則氣逆嘔逆豈能止乎縱使得藥而止瘀血之患作矣所以用苦寒下之俾火降

发热也。凡病见寒热总不越此三者。

张汉瓿曰：气血虚，恶寒发热说在疟之寒热条下，宜分别气不足，则中焦之气断续而不行。凝结而为胀满、痞塞、血不足，则不能吸阳气于下，中焦之气亦断续而不行，凝结而为胀满、痞塞于此。但当诊其脉症，察阴虚阳虚而补益之，一切破气消导之药不可用也。夫四肢百骸皆受气于胸中，气血虚则周身浮肿，亦如中焦之气断续不行，留结而为胀满、痞塞也。于此亦当审其气虚、血虚而补益之，浮肿自消。一切消肿利水之药不可用也。

明知逆顺正行无间

呕衄血不止有当下之者，人皆知血出下窍为顺，故其法应施于妄逆之际也。不知血之妄逆皆因于火，治火必用苦寒，苦寒之药能令血凝不流，血不流则气逆，呕逆岂有止乎？纵使得药而止，瘀血之患作矣。所以用苦寒下之，俾火降

而瘀血不留，斯一举而两得也。

刘澹庵曰：呕衄用苦寒下之，是逐瘀血也。然不若慎用苦寒，无使血瘀不愈于下之乎？

推本阴阳

表之阳附于津液，大汗亡津液，故曰亡阳。里之阳附于肾水，房劳损阴精，故曰脱阳。不然津液与精皆阴类，何以阳名。

温疟风温，悉是冬不藏精之人，其寒直中少阴，至春因温而发病。虽有轻重之不同，而致病之由则一也。《内经》仲景未详其治而但有其论，后人因其论而仿佛其治，总不外甘寒以救肾，辛凉以祛温。独不思肾虚者肾中之元阴、元阳虚也。此法施之于阴虚之人，则可施之于阳虚之人，其可乎？人但知冬不藏精谓阴虚也，不思阴既虚矣，阳岂能安其位乎。况两肾中一点真阳命曰守邪之神。

而瘀血不留斯一舉而兩得也
劉澹菴曰嘔衄用苦寒下之是逐瘀血也然不若愼用苦寒無使血瘀不愈於下之乎

推本陰陽

表之陽附於津液大汗亡津液故曰亡陽裏之陽附於腎水房勞損陰精故曰脫陽不然津液與精皆陰類何以陽名

温瘧風温悉是冬不藏精之人其寒直中少陰至春因温而發病雖有輕重之不同而致病之由則一也內經仲景未詳其治而但有其論後人因其論而彷彿其治總不外甘寒以救腎辛凉以祛温獨不思腎虛者腎中之元陰元陽虛也此法施之於陰虛之人則可施之於陽虛之人其可乎人但知冬不藏精謂陰虛也不思陰旣虛矣陽豈能安其位乎況兩腎中一點眞陽命曰守邪之神

風寒直中少陰多由神不能守此等又可以前法治乎安得起仲景於九原而細商至當不易之理也

老人陰虛者十常八九陽虛者百無一二天地古今之理亦然試觀古人敦厚和平陰之體也今人尖銳躁急陽之體也世道漸漓亦指此敦厚和平之陰氣漸漓耳審此則用古方治今病端有不可執者至論進陽退陰進君子退小人若易之喜復而惡剝此陽蓋指生發之氣陰指肅殺之氣又非謂人身日用消長之陰陽也

劉澮安曰老人陰虛者固有陽虛者更多有服參耆附桂而日不容已始長年安保者則何故耶是說當論活些勿執

寒熱人身中之陰陽耳治則為陰陽乖則為寒熱

衞屬陽其氣慓悍故行速營屬陰其氣靜翕故行遲痎邪之間一日及連二日

风寒直中少阴，多由神不能守，此等又可以前法治乎？安得起仲景于九原，而细商至当不易之理也。

老人阴虚者十常八九，阳虚者百无一二，天地古今之理亦然。试观古人敦厚和平，阴之体也。今人尖锐躁急，阳之体也。世道渐漓，亦指此敦厚和平之阴气渐漓耳。审此则用古方治今病，端有不可执者至论进，阳退阴进，君子退小人。若易之，喜复而恶剥，此阳盖指生发之气，阴指肃杀之气，又非谓人身日用消长之阴阳也。

刘澮安曰：老人阴虚者固有，阳虚者更多，有服参、者、附、桂而日不容已，始长年安保者，何故耶？是说当论活些勿执。

寒热人身中之阴阳耳，治则为阴阳乖，则为寒热。

卫属阳，其气慓悍，故行速。营属阴，其气静翕，故行迟。痎邪之间一日及连二日

发者，邪之着于营也。如周天之数，日行过之，月行不及，亦是阴阳迟速之分耳。生我者非他五运之气也，死我者非他亦五运之气也。故人有五脏，即具五行，及邪之所凑，或真气本虚，或他藏薄乘则各呈其象而为病。以脉言之，如真藏脉见，即与之决死期。

烧针益阳损阴，今时阴气渐漓尽从火化，故烧针一法多不效，匪无其传也。时世异也，即岐伯生于今之时，亦当舍烧针而从事汤液矣。治病有失之浅者，见病治病是也，有失之深者，诛伐过是也，推木阴阳万举万当。

食养尽之，毋使过之，伤其正也

弦数者风发也，以饮食消息止之，深得勿药之理。

神气相得，则生化之机不息，故养生家不能无为而又不可使之有为。此便是天地无心而成化圣人，有心而无为之，理昧者为情欲所牵制，而疾疢生。所谓

發者邪之着於營也如周天之數日行過之月行不及亦是陰陽遲速之分耳生我者非他五運之氣也死我者非他亦五運之氣也故人有五臟卽具五行及邪之所湊或眞氣本虛或他藏薄乘則各呈其象而爲病以脈言之如眞藏脈見卽與之决死期

燒針益陽損陰今時陰氣漸漓盡從火化故燒針一法多不効匪無其傳也時世異也卽岐伯生於今之時亦當舍燒針而從事湯液矣治病有失之淺者見病治病是也有失之深者誅伐過是也推木陰陽萬舉萬當

食養盡之毋使過之傷其正也

弦數者風發也以飲食消息止之深得勿藥之理

神氣相得則生化之機不息故養生家不能無爲而又不可使之有爲此便是天地無心而成化聖人有心而無爲之理昧者爲情欲所牽制而疾疢生所謂

吉凶悔吝生乎動也此豈可以針砭藥餌治哉反觀自養可耳

要知邪氣卽吾身中之正氣治則爲正氣不治則爲邪氣方知養正積自除之說不謬

不澄其源而欲其流之清不去其薪而欲其湯之不沸不斷厚味而欲其積之可消此不可得之數也

病之始起也可刺而已其盛可待衰而已讀其文而不知其義知其義而不詳其法皆不足以言治請試論之病之始起不過由於眞氣失守邪氣乘之邪氣者內傷外感是矣其初只是客病不妨攻之使去故曰可刺而已久則正虛而生邪熱既不能補復不可攻善懾生者此時當使之愼起居俾陰精日生則餘邪自退此不治之治故曰可待衰而已病者醫者不識待衰之理與待衰之法一則躁急以求治一則雜藥以妄投不死於病而死於醫者踵相接也

吉凶悔吝生乎？动也此，岂可以针砭药饵治哉，反观自养可耳。

要知邪气即吾身中之正气，治则为正气不治，则为邪气，方知养正积自除之说不谬。

不澄其源而欲其流之清，不去其薪而欲其汤之不沸，不断厚味而欲其积之可消，此不可得之数也。

病之始起也可刺，而已其盛可待衰而已。读其文而不知其义，知其义而不详其法，皆不足以言治。请试论之病之始起，不过由于真气失守，邪气乘之。邪气者，内伤外感是矣，其初只是客病，不妨攻之使去，故曰可刺。而已久则正虚而生邪热，既不能补，复不可攻，善慑生者此时当使之慎起居，俾阴精日生则余邪自退，此不治之治。故曰可待衰而已病者，医者不识待衰之理与待衰之法，一则躁急以求治，一则杂药以妄投，不死于病而死于医者踵相接也。

贫窭之人得剧病多有不服药而自愈者，以其无服药之力，且无治邪之味也。医家以兵法治病，谓清野千里是广服大药。予谓不然，要在断厚味，使邪无所助而自退，又不战而屈人，兵之法也。

丹溪茹淡论最得调摄之法，然阴之所生，本在五味，一味茹淡，亦恐阴气不生。予谓甘肥之味要在淡煮，使不生痰助火，至于疏（蔬）①菜不妨加以盐豉益其昧（味）也。

张汉甑曰：精不足者补之，以昧（味）断厚味，在看何病宜何当忌，则是如肿胀食盐助邪，可类推矣。若一意教人淡食，则恐胃气日惫，有精神顿消而不可回者矣，若肥昧（味）淡煮可谓得情。

微妙在脉，不可不察

《内经》曰：血虚脉大，然气虚亦有脉大者。盖血虚气无所附，故脉大气虚则邪火甚，故脉亦大。此种经旨皆有，但未尝明白指示此道之，所以常不明耳。

① 编者加，下同。

貧窶之人得劇病多有不服藥而自愈者以其無服藥之力且無治邪之味也醫家以兵法治病謂淸野千里是廣服大藥予謂不然要在斷厚味使邪無所助而自退又不戰而屈人兵之法也

丹溪茹淡論最得調攝之法然陰之所生本在五味一味茹淡亦恐陰氣不生予謂甘肥之味要在淡煑使不生痰助火至於蔬菜不妨加以鹽豉益其味也

張漢甑曰精不足者補之以昧斷厚味在看何病宜何當忌則是如腫脹食鹽助邪可類推矣若一意敎人淡食則恐胃氣日憊有精神頓消而不可回者矣若肥昧淡煑可謂得情

微妙在脈不可不察

內經曰血虛脈大然氣虛亦有脈大者蓋血虛氣無所附故脈大氣虛則邪火甚故脈亦大此種經旨皆有但未嘗明白指示此道之所以常不明耳

脈細小之類爲正氣不足洪大之類爲邪氣有餘正氣不足而見細小之脈可補而愈也邪氣有餘而見洪大之脈可瀉而愈也唯是正氣不足而脈反洪大邪氣有餘而脈反細小一則正虛邪勝一則邪勝正虛故皆不治診者先知此種大意則不難迎刃而解問病然後察脈以病合脈其脈得其病亦得若以脈求病則二十四脈每部各有寒熱虛實證候紛糾何能一按了然譬如浮脈浮而有力爲風浮而無力爲虛似矣然中風脈浮而緩緩之與無力相去幾何譬之沉脈沉而有力爲實沉而無力爲虛似矣然中寒脈沉而微細微細之與無力相去幾何又如弦脈邪在少陽則脈弦血虛脈弦風家脈弦支飲脈弦苟不問其人之壯怯及表裏陰陽有何痛苦所謂猝持寸口何病能中况噤之以聲息蔽之以帷幄此非窖醫實自貽其咎耳脈如車蓋如羹上浮是陽氣將絕也如屋漏如瀉漆是陰氣將絕也亦自本乎天者親上本乎地者親下之義

脉细小之类为正气不足，洪大之类为邪气有余，正气不足而见细小之脉，可补而愈也。邪气有余而见洪大之脉，可泻而愈也。唯是正气不足而脉反洪大，邪气有余而脉反细小。一则正虚邪胜，一则邪胜正虚，故皆不治。诊者先知此种大意，则不难迎刃而解。问病然后察脉，以病合脉，其脉得，其病亦得。若以脉求病，则二十四脉每部各有寒热虚实证候纷纠，何能一按了然。譬如，浮脉浮而有力为风浮，而无力为虚似矣。然中风脉浮而缓缓之与无力相去几何？譬之沉脉沉而有力为实沉，而无力为虚似矣。然中寒脉沉而微细，微细之与无力相去几何？又如弦脉，邪在少阳，则脉弦血虚，脉弦，风家脉弦，支饮脉弦苟不问其人之壮怯，及表里阴阳有何痛苦。所谓猝持寸口，何病能中，况噤之以声，息蔽之以帷幄，此非窖医实自贻其咎耳。脉如车盖，如羹上浮，是阳气将绝也。如屋漏，如泻漆，是阴气将绝也。亦自本乎天者亲上本乎，地者亲下之义。

仲景脉浮当以汗解，假令尺中迟者，为营血不足，不可发汗。又曰：脉浮数者，法当汗出而愈。若下之，身重心悸者，不可发汗，当自汗出乃解。所以然者，尺中脉微，此里虚，须表里实，津液自和，便自汗出愈。凡脉浮取之盛，按之不足，寸关盛尺不足，其盛皆为假象。盖沉之与尺，犹树之有根也。故仲景于当汗之症迟回顾虑如此。予更有说焉，夫浮以候表寸，以候阳外，邪初入必先在表与阳分，表盛则里虚，上盛则下虚，此时似难以尺中迟微而误。当汗之期，犹必须审其人之形气，病气何如也。若其人无外邪，脉见沉候，与尺不足，此真是有阳无阴，枝叶虽茂，根本将拨（拔），勿妄施攻击耳。

曰肾气独沉，曰肾气不衡，总是石而无胃，肾水不能上交于心，火之象也。

促为阳紧为阴。然仲景又曰：伤寒脉促，手足厥逆者可灸之。又曰：手足厥冷，脉乍紧者，邪在胸中，当须吐之，是又不能拘也。

仲景脈浮當以汗解假令尺中遲者爲營血不足不可發汗又曰脈浮數者法當汗出而愈若下之身重心悸者不可發汗當自汗出乃解所以然者尺中脈微此裏虛須表裏實津液自和便自汗出愈凡脈浮取之盛按之不足寸關盛尺不足其盛皆爲假象蓋沉之與尺猶樹之有根也故仲景於當汗之症遲回顧慮如此予更有說焉夫浮以候表寸以候陽外邪初入必先在表與陽分表盛則裡虛上盛則下虛此時似難以尺中遲微而誤當汗之期猶必須審其人之形氣病氣何如也若其人無外邪脈見沉候與尺不足此眞是有陽無陰枝葉雖茂根本將撥勿妄施攻擊耳

曰腎氣獨沉曰腎氣不衡總是石而無胃腎水不能上交於心火之象也

促爲陽緊爲陰然仲景又曰傷寒脈促手足厥逆者可灸之又曰手足厥冷脈乍緊者邪在胸中當須吐之是又不能拘也

有者爲實無者爲虛仲景又謂陽脈微者汗出而愈陰脈微者下之而愈雖曰極虛之處便是容邪之地然旣極虛矣汗下豈可輕哉此亦人存政舉之法後學不得藉以爲口實也

劉澹庵曰從症不從脈正在此處要人下手仲景非立是空頭論而眩後人持兩端也

風濕相合熱濕相合便牽制其善行炎上之性脈證最難辨別

色診以明澤者生沉夭者死亦猶脈之有無胃氣也別則於陽者知死生之期言無胃氣彈石解索是也

病之淺者邪未入於經病之深者亦有兼化之象脈亦難拘

陽主煦之陰主濡之眞氣虛是陽不能煦陰不能濡脈或微而弱或弦而緊此一定之理

有者为实，无者为虚。仲景又谓，阳脉微者，汗出而愈；阴脉微者，下之而愈。虽曰极虚之处便是容邪之地，然既极虚矣，汗下岂可轻哉。此亦人存政举之法，后学不得藉以为口实也。

刘澹庵曰：从症不从脉，正在此处要人下手。仲景非立是空头论，而眩后人持两端也。

风湿相合，热湿相合，便牵制其善行炎上之性，脉证最难辨别。

色诊以明泽者生，沉夭者死，亦犹脉之有无胃气也。别则于阳者知死生之期，言无胃气，弹石解索是也。

病之浅者，邪未入于经，病之深者，亦有兼化之象，脉亦难拘。

阳主煦之，阴主濡之，真气虚是阳不能煦阴，不能濡脉，或微而弱，或弦而紧，此一定之理。

色诊不论何色，俱欲其明泽。然光芒浮露之人，又非寿徵。是亦阳亡于外也，故善摄生者，其气深，其神藏。诸病皆有寒热虚实，断不可执己见，以为凭所可凭者脉耳。然脉又有阴阳格拒之，易惑真假虚实之难明，与夫从脉从症之，不可泥医道可易言哉。

《内经》三部候法，右寸以候肺及胸中，左寸以候心及膻中，此上附上一定不易之理。而叔和《脉诀》又云：右寸以候肺及大肠，左寸以候心及小肠。后人谓大小肠为下焦，传导浊秽之府，而诊于膈上清虚之所，此理不伦，遂指《脉诀》为高阳生托叔和之名也。据兰谓，《内经》、《脉诀》两论俱不可废，在《内经》是言身形躯壳内外，在上者诊之于上，而言叔和则以五行配合经脉相络而言何也？盖欲察病脉先须知平脉，夫肺系足太阴，主金；大肠系手阳明，亦主金。脉之浮涩而短，金之体也安，有浮涩而短之脉，亦诊于右尺乎。心系足少阴，主火；小肠系手太阳，

色診不論何色俱欲其明澤然光芒浮露之人又非壽徵是亦陽亡於外也故善攝生者其氣深其神藏諸病皆有寒熱虛實斷不可執己見以爲憑所可憑者脈耳然脈又有陰陽格拒之易惑眞假虛實之難明與夫從脈從症之不可泥醫道可易言哉

內經三部候法右寸以候肺及胸中左寸以候心及膻中此上附上一定不易之理而叔和脈訣又云右寸以候肺及大腸左寸以候心及小腸後人謂大小腸爲下焦傳導濁穢之府而診於膈上淸虛之所此理不倫遂指脈訣爲高陽生托叔和之名也據蘭謂內經脈訣兩論俱不可廢在內經是言身形軀殼內外在上者診之於上而言叔和則以五行配合經脈相絡而言何也蓋欲察病脈先須知平脈夫肺係足太陰主金大腸係手陽明亦主金脈之浮濇而短金之體也安有浮濇而短之脈亦診於右尺乎心係足少陰主火小腸係手太陽

亦主火脈之浮大而散火之體也安有浮大而散之脈亦診於左尺乎況肺與大腸心與小腸確顯聲應氣求不可移易之證又寧可以部位拘耶叔和敍論仲景傷寒論其可指摘處頗多至於脈訣則不可謗矣又相火藏於九地之下守謂稟命確宜診之於尺膻中雖曰咽喉之司當診於上然不過爲相火之虛位亦不必於寸求其診也

張永孚曰內經以臟腑上下分部位候診叔和則以臟腑相絡而候診不妨並存其說不爲悖理

必先歲氣無伐天和

二分二至病之輕者可望其愈病之重者須防其篤此陰陽互換人氣隨之也天地能鼓鑄羣品人亦能範圍天地同在氣交中誰能逃兩儀之侵薄觀聖人在位天無疾風淫雨非然耶知此則養生却病之理錘可在手矣

亦主火，脉之浮大而散，火之体也，安有浮大而散之脉，亦诊于左尺乎。况肺与大肠，心与小肠，确显声应气求不可移易之证，又宁可以部位拘耶。叔和叙论，仲景《伤寒论》，其可指摘处颇多，至于《脉诀》则不可谤矣。又相火藏于九地之下，守谓禀命，确宜诊之，于尺膻中虽曰咽喉之司，当诊于上。然不过为相火之虚位，亦不必于寸求其诊也。

张永孚曰：《内经》以脏腑上下分部位候诊，叔和则以脏腑相络而候诊，不妨并存其说，不为悖理。

必先岁气，无伐天和。

二分二至病之轻者，可望其愈，病之重者，须防其笃。此阴阳互换，人气随之也。天地能鼓铸群品，人亦能范围天地，同在气交中，谁能逃两仪之侵。薄观圣人在位，天无疾风淫雨，非然耶，知此则养生却病之理锤可在手矣。

寒肃之气为生发之本，不然造物者岂好为此戕贼哉。知此则知天地不可无秋冬之令，吾人身中不可不保金水二脏。

升已而降，降已而升，两已字殊不妥贴。一边升，便一边降，是升中有降，降中有升。升者自升，降者自降。奚俟其已耶不观之二分之二至乎？四时之春、夏、秋、冬而配以木、火、土、金、水。治病须求其寒热温凉之，宜毋违时，毋伐，化用热远热，用寒远寒宜矣。至于运气，则有常有变；有主气，有客气；有阳年，有阴年；有南政，有北政；有胜气，有腹气。虽皆一本于干支，然刚柔强弱，杂乱纷纠，何能按图而索。如土平运曰备化不及，曰卑监太过，曰敦阜，此可考也。少宫之岁而实，与太角之岁同，则难可考也。况乎太阳之人或遇流衍之纪，太阴之人而遇赫曦之纪，强者有制，弱者得扶，又未可以流衍赫曦之。故而病寒热也，且古今异气方隅异宜，安能比而同之，故施之于治，往往不可不知。

寒肅之氣爲生發之本不然造物者豈好爲此戕賊哉知此則知天地不可無秋冬之令吾人身中不可不保金水二臟

升已而降降已而升兩已字殊不妥貼一邊升便一邊降是升中有降降中有升升者自升降者自降奚俟其已耶不觀之二分二至乎四時之春夏秋冬而配以木火土金水治病須求其寒熱溫涼之宜毋違時毋伐化用熱遠熱用寒遠寒宜矣至於運氣則有常有變有主氣有客氣有陽年有陰年有南政有北政有勝氣有腹氣雖皆一本於干支然剛柔強弱雜亂紛糾何能按圖而索如土平運曰備化不及曰卑監太過曰敦阜此可考也少宮之歲而實與太角之歲同則難可考也況乎太陽之人或遇流衍之紀太陰之人而遇赫曦之紀強者有制弱者得扶又未可以流衍赫曦之故而病寒熱也且古今異氣方隅異宜安能比而同之故施之于治往往不可不知

劉澹菴曰古今異氣方隅異宜主氣或同客氣則定有不同者此在察其氣以知所感者何屬爲多比而同施而治之自不可也

世有日用尋常之事童而習之白首不知其所以然者如五行相尅水尅火火尅金固易明矣至於金尅木豈斧斤以時入仙之謂乎木尅土豈草木蕃茂土因之而瘠之謂乎土尅水豈水來土掩之謂乎是不易明也在箕子主質而周子主氣後人茫無所宗予謂水尅火火尅金是言其質之與性金尅木木尅土土尅水是但言其性木之敷榮條達固其性也金氣肅殺則尅之矣土居中央其性緩木之性勁急則尅之矣水之性寒濕土之性溫燠則尅之矣速其所欲謂之瀉瀉卽尅也推此而言相生之理亦莫能外之格物致知之學由淺入深由粗入精此等粗淺之處不明吻口而談運氣得乎

化氣必以五故五行不可增之爲六減之爲四亦自然之理

刘澹庵曰：古今异气方隅异宜主气，或同客气，则定有不同者，此在察其气，以知所感者何属为多，比而同施而治之，自不可也。

世有日用寻常之事，童而习之，白首不知其所以然者。如五行相克，水克火，火克金，固易明矣。至于金克木，岂斧斤以时，入仙之谓乎？木克土，岂草木蕃茂，土因之而瘠之谓乎？土克水，岂水来土掩之谓乎？是不易明也。在箕子主质而周子主气后，人茫无所宗。予谓水克火，火克金，是言其质之与性，金克木，木克土，土克水。是但言其性，木之敷荣条，达固其性也。金气肃杀，则克之矣。土居中央，其性缓，木之性劲急，则克之矣。水之性寒湿，土之性温燠，则克之矣。速其所欲，谓之泻，泻即克也。推此而言，相生之理亦莫能外之，格物致知之学由浅入深，由粗入精。此等粗浅之处不明，吻口而谈运气得乎。

化气必以五，故五行不可增之为六，减之为四，亦自然之理。

五运六气各具一体，用各具一太极，亢害承制归于和平。和平者阴阳相抱，无偏无倚之，谓千万法门不过欲全此气耳。医有喜寒凉而恶温热，喜温热而恶寒凉，均未谙此。

运气之说，若按图索骥，似堕马宗素术中，然不深求其理。安知人在气交中，五运六气太过不及，阴阳胜复内外合邪，皆能为病。

中庸之理，无往不宜，试以运言之太过不及皆能致病。如土太过，则水受克而火无制矣。土不及则不能生金，而木横肆矣。故曰，母能令子虚，子能令母实，是虚则补其母，实则泻其子之义也。又子逢窃气，母乃力争，母被鬼伤，子来力救之义也。不然造物既以生物为心，又杀之何也？盖理之不得不然者耳。

有毒无毒，固宜常制矣。

统而言之，天为阳，地为阴。分而言之，天有天之阴阳，地有地之阴阳，故治者要

五運六氣各具一體用各具一太極亢害承制歸於和平和平者陰陽相抱無偏無倚之謂千萬法門不過欲全此氣耳醫有喜寒凉而惡溫熱喜溫熱而惡寒凉均未諳此

運氣之說若按圖索驥似墮馬宗素術中然不深求其理安知人在氣交中五運六氣太過不及陰陽勝復內外合邪皆能爲病

中庸之理無往不宜試以運言之太過不及皆能致病如土太過則水受尅而火無制矣土不及則不能生金而木橫肆矣故曰母能令子虛子能令母實是虛則補其母實則瀉其子之義也又子逢竊氣母乃力爭母被鬼傷子來力救之義也不然造物既以生物爲心又殺之何也蓋理之不得不然者耳

有毒無毒固宜常制矣

統而言之天爲陽地爲陰分而言之天有天之陰陽地有地之陰陽故治者要

知補益陰陽矣尤不可不知補益陽中之陰陰中之陽補陽中之陰甘寒而氣厚味薄者是也補陰中之陽苦温而質重味厚者是也

鹹走腎腫脹之却鹹味以防賊邪者因脾胃虛不能運化水穀而生濕熱濕熱下流則膀胱之氣化不行小便不通今使鹹味引土邪入腎腫滿不能愈也茶內着鹽便能消腎亦是此義耳

五味子味厚而酸故能收至高之氣以藏極下之地譬之車論焉上者能下而下者方能上五味如大力者將此車輪扳之使下耳

能知桂枝開腠致津液通氣白朮茯苓之生津則醫學之上乘也

方者倣也務必相時令之虛實與時序之寒温倣而用之王宇泰云小續命湯亦麻黄桂枝之變麻黄不施於冬月卽之傷寒而泛施於温熱之證未有不殺人者其可執乎

知补益阴阳矣。尤不可不知补益阳中之阴，阴中之阳。补阳中之阴，甘寒而气厚味薄者是也。补阴中之阳，苦温而质重味厚者是也。

咸走肾，肿胀之却咸味，以防贼邪者。因脾胃虚，不能运化水谷而生湿热。湿热下流则膀胱之气化不行，小便不通。今使咸味引土邪入，肾肿满不能愈也。茶内着盐，便能消肾，亦是此义耳。

五味子味厚而酸，故能收至高之气，以藏极下之地。譬之车轮焉上者能下，而下者方能上，五味如大力者，将此车轮扳之使下耳。

能知桂枝开腠，致津液通气，白术、茯苓之生津，则医学之上乘也。

方者仿也，务必相时令之虚实与时序之寒温仿而用之。王宇泰云：小续命汤亦麻黄桂枝之变，麻黄不施于冬月，即之伤寒而泛施于温热之证，未有不杀人者，其可执乎。

夫辛能燥以開竅走津液故也然又曰辛以潤之其義何居不知燥氣在裏則津液不行而元府閉塞故曰腎惡燥急食辛以潤之開腠理致津液通氣也風藥治秘蓋本諸此

有宜先攻後補其功在補有宜先補後攻其功在攻易醫而治毀譽生焉殊不知後醫之有功卽前醫無功者有以成之也易時而治皆無功焉所謂客醫之治熱病卽舊醫之乳藥也豈可以有毒爲是無毒爲非無毒爲是有毒爲非乎

內經釋要終

夫辛能燥，以开窍走津液故也，然又曰辛以润之，其义何居？不知燥气在里，则津液不行，而元府闭塞。故曰肾恶燥，急食辛以润之，开腠理致津液通气也，风药治秘盖本诸此。

有宜先攻后补，其功在补。有宜先补后攻，其功在攻。易医而治，毁誉生焉，殊不知后医之有功，即前医无功者，有以成之也，易时而治，皆无功焉。所谓客医之治热病，即旧医之乳药也，岂可以有毒为是无毒，为非无毒为是有毒为非乎。

内经释要终

自跋

今人以方書贈人人皆欲得而藏之謂可以備不測也若與之談醫理如衞鞅說秦孝公以王道聞之疲倦欲寐殊不知理不明雖有良方而不適於用非方之不良也用方者之不達理也譬之匠氏榘蒦之不明而徒從事於其器器利矣秖足以血指染汙而無與於鳥革翬飛之事也然茫茫宇宙豈無聞絃賞音之人此香雪齋主人所不能秘耳

自跋

今人以方书赠人，人皆欲得而藏之，谓可以备不测也。若与之谈医理，如卫鞅说秦孝公以王道，闻之疲倦欲寐。殊不知理不明，虽有良方而不适于用非方之不良也，用方者之不达理也。譬之匠氏榘获之不明，而徒从事于其器，器利矣，只足以血指染污而无与于鸟革翚飞之事也。然茫茫宇宙，岂无闻弦赏音之人，此香雪斋主人所不能秘耳。

跋

有益于世者，莫甚于医，然而难言之矣。读书欲多析理，欲精从师，欲众临症，欲广书不多，无以知理之源。然于理有未精书，虽多亦无益也。师各有所长，合众说而集其成庶无过偏之患。苟唯一先生之言，是从未必无所误也。临症不多，无以知某候，即某书之某条，且无以验其症之同异、轻重也。今有一医于此，治甲则验治乙，则否非厚于甲而薄于乙。以甲之病适投其所长，而乙适值其所短也。又试举一医，于此初治之而验，久之且渐不验，易他医而后瘳者，非前精而后疏也。病之初起，适与其术相投病之渐减，又不可执其偏见为已验之方。故必改其道而后可也。又有服药已误，则当先治药而后治病，有命将倾而药不可投，则当置其病而保其命。有病不利于速愈，速则反增他病者，此必精于

跋

有益于世者莫甚于醫然而難言之矣讀書欲多析理欲精從師欲衆臨症欲廣書不多無以知理之源然于理有未精書雖多亦無益也師各有所長合衆說而集其成庶無過偏之患苟唯一先生之言是從未必無所悞也臨症不多無以知某候即某書之某條且無以驗其症之同異輕重也今有一醫于此治甲則驗治乙則否非厚於甲而薄於乙以甲之病適投其所長而乙適值其所短也又試舉一醫於此初治之而驗久之且漸不驗易他醫而後瘳者非前精而後疎也病之初起適與其術相投病之漸減又不可執其偏見爲已驗之方故必改其道而後可也又有服藥已誤則當先治藥而後治病有命將傾而藥不可投則當置其病而保其命有病不利於速愈速則反增他病者此必精於

理而後可也吾友江子含徵工於醫者也吾雖不知其所從者幾何師所治者幾何症然吾則謂其讀書必多而析理必精也於何知之於其所著之書而知之也心齋張潮

理而后可也。吾友江子含徵工于医者也，吾虽不知其所从者几何，师所治者几何症。然吾则谓其读书必多而析理必精也，于何知之？于其所著之书而知之也。

心斋张潮

医津一筏跋

《医津一筏》一卷，《四库全书》存目中，简称曰医津筏。清初江之兰撰之，兰字含徵（近人有称含微者误）。书凡十四篇，以《内经》数语为题而分条疏论于后。说理精确，措词简明，此本乃江君同邑友辑，刊入吴江沈氏昭代业书一集者，沈氏刊书甚多，惜板烬于火，故印本罕见。今春偶检得此册阅之，似与去年《三三医书》第一集内《医经秘旨》相似。遂对校，一过方知秘旨前十篇全袭江书，而第一篇内厕入盛君东宫一案，推本阴阳篇下缺，食养尽之四篇，而增脱阳遗精等十二则，笔墨不同，体例亦不合。大约坊间射利之徒，因江君无鼎鼎大名，遂伪托盛、高、顾三名医之名，而著作人之名与书名均湮没矣。方拟将校勘表覆校缮正，并江书寄社重刊，因俗事匙暇因循未寄，近见医报有高思潜君《医经秘

醫津一筏跋

醫津一筏一卷四庫全書存目中簡稱曰醫津筏清初江之蘭撰之蘭字含徵(近人有稱含微者誤)書凡十四篇以內經數語爲題而分條疏論於後說理精塙措詞簡明此本乃江君同邑友輯刋入吳江沈氏昭代叢書一集者沈氏刊書甚多惜板燼於火故印本罕見今春偶檢得此册閱之似與去年三三醫書第一集內醫經秘旨相似遂對校一過方知秘旨前十篇全襲江書而第一篇內厠入盛君東宮一案推本陰陽篇下缺食養盡之四篇而增脫陽遺精等十二則筆墨不同體例亦不合大約坊間射利之徒因江君無鼎鼎大名遂僞托盛高顧三名醫之名而著作人之名與書名均湮沒矣方擬將校勘表覆校繕正並江書寄社重刊因俗事匙暇因循未寄近見醫報有高思潛君醫經秘

旨校言知高君藏有內經釋要鉛字本乃光緒壬寅敏修齋所印幸書名雖改江君之名未改高君亦攷出僞托之証且裘君又將內經釋要擬重刊入三三醫書三集中自恨余之因循貽誤未早將此書寄社依此原本重印沈氏原本甚精必較鉛本少誤敓以彼易此使書名及內容數百年後仍復江氏原書眞面目亦一快事想高君聞之諒亦贊成因郵致　吉生社長未知能俯如所請否時民國十四年七月

吳門張炳翔叔鵬氏跋時年六十有七

旨》校言，知高君藏有《内经释要》铅字本，乃光绪壬寅敏修齐所印，幸书名虽改，江君之名未改，高君亦考出伪托之证。且裘君又将《内经释要》拟重刊入《三三医书》三集中，自恨余之因循贻误，未早将此书寄社，依此原本重印。沈氏原本甚精，必较铅本少误，敓以彼易此，使书名及内容数百年后仍复江氏原书真面目，亦一快事。想高君闻之谅亦赞成，因邮致吉生社长，未知能俯如所请否时，民国十四年七月。

吴门张炳翔叔鹏氏跋时年六十有七

医经读

（清）沈又彭 撰

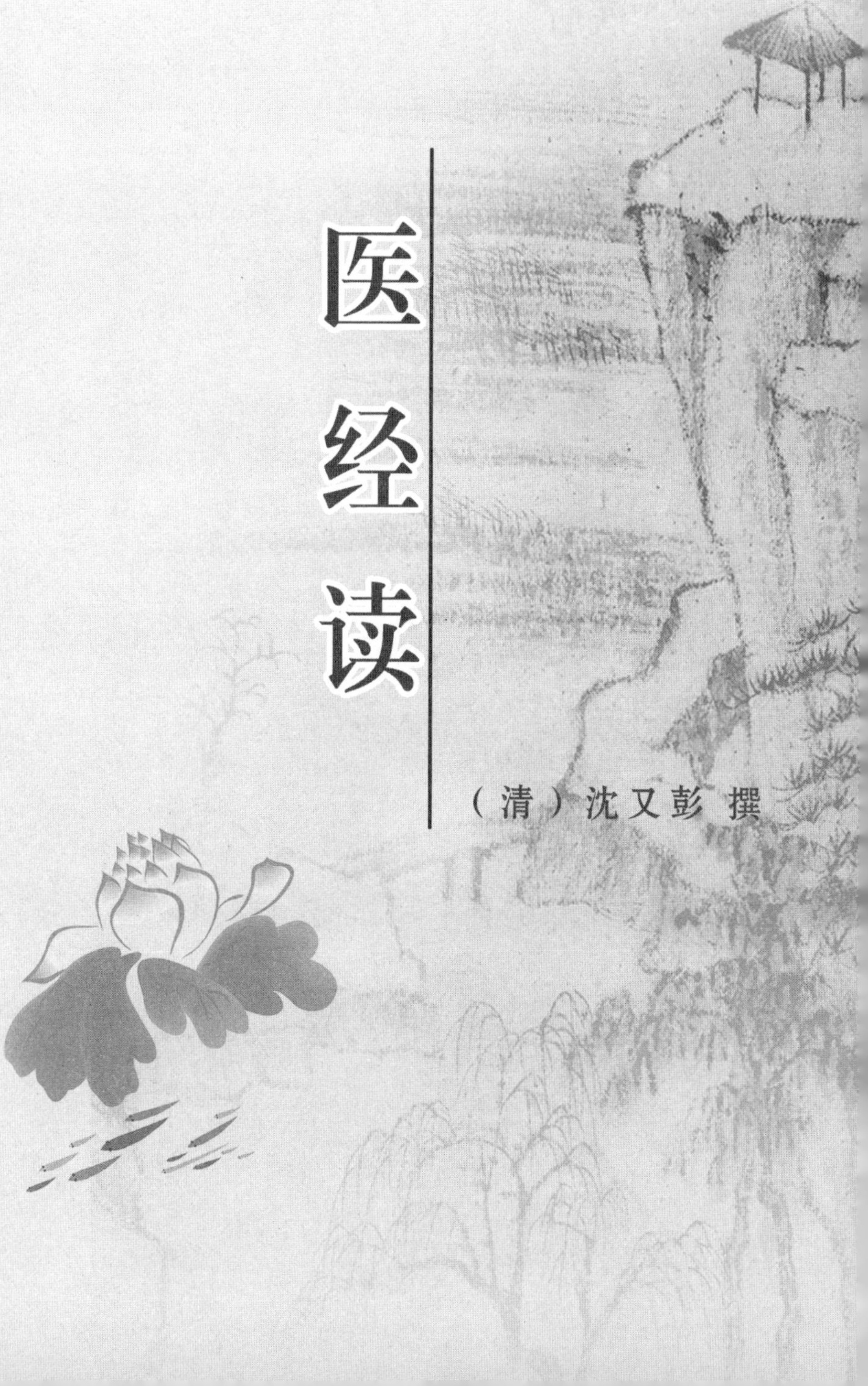

医经读自序

《素问》、《灵枢》旧传为战国时人所伪造，岂尽然哉。细读之文气非出一手，其中伪者固多，而真者正复不少。第真伪杂陈，指归非一，前后自多矛盾耳。夫人身之藏府气血若何，生若何运，所司何职，所主何部，所藏所出何物。其病也见何脉形，何色，发何声，自有一定不易者。在人苦不能明藉经以明之，而经复言人人殊，则将何所适从耶。则读经复何益耶，生平窃叹古圣微言往往沦没于俗儒肤词中，为可悼也。彭蚤年取是书读之而即有疑，始则去其非，以存其是；继则欲去其似是，以存其至是；其间几历寒暑，独是去其非易，而去其似实难。盖既曰似是矣，又何以知其非，真是诚欲于是之中，而严辨其为非。夫岂易易然辨之久而始知其实亦不难，彼扁鹊、仲景非世所称医中之圣，而去古未远者耶。

中医珍本文库影印点校（珍藏版）

醫經讀自序

素問靈樞舊傳爲戰國時人所僞造豈盡然哉細讀之文氣非出一手其中僞者固多而眞者正復不少第眞僞雜陳指歸非一前後自多矛盾耳夫人身之藏府氣血若何生若何運所司何職所主何部所藏所出何物其病也見何脈形何色發何聲自有一定不易者在人苦不能明藉經以明之而經復言人人殊則將何所適從耶則讀經復何益耶生平竊歎古聖微言往往淪沒於俗儒膚詞中爲可悼也彭蚤年取是書讀之而卽有疑始則去其非以存其是繼則欲去其似是以存其至是其間幾歷寒暑獨是去其非易而去其似實難蓋旣曰似是矣又何以知其非眞是誠欲於是之中而嚴辨其爲非夫豈易易然辨之久而始知其實亦不難彼扁鵲仲景非世所稱醫中之聖而去古未遠者耶

其書具在其所引用者皆可信其所不引用者爲可疑其所不引用而復與其所引用者相背定屬後人添造言雖津津所謂彌近理而大亂眞用遵古人讀書當具隻眼意概從而置之年來抄本屢易存者益少雖不敢自詡爲知言然讀之差覺所存者皆簡而該確而當外論天人感應之微理內論藏府氣血之靈機無不一二言道出首尾相貫絕無支離牽合之迹試問戰國時人其能僞造否耶或曰去者過多則存者不太略乎然正不嫌其略也即如大學經文不過二百餘言然自格致以至治平其間內聖外王之學靡不包舉經豈多乎哉不多也若夫誇多鬬靡塵飯塗羹盡行收錄要惟修辭以炫世者欲藉此爲典博若診病時即切要數端尚恐倉卒遺漏又何暇徧及其餘乎哉先聖云以約失之者鮮彭故就所考驗以存其眞而名之曰醫經讀竊謂當讀者此也惜乎不得起扁鵲仲景而就正之乾隆甲申歲一陽月中澣嘉善沈又彭識

其书具在其所引用者皆可信，其所不引用者为可疑，其所不引用而复与其所引用者相背，定属后人添造。言虽津津所谓弥近理而大乱真，用遵古人读书当具只眼，意概从而置之，年来抄本屡易存者益少。虽不敢自诩为知言，然读之差觉所存者皆简而该，确而当外论。天人感应之微理内，论藏府气血之灵机，无不一二言道出，首尾相贯绝无支离牵合之迹。试问战国时人，其能伪造否耶？或曰去者过多，则存者不太略乎？然正不嫌其略也，即如大学经文不过二百余言，然自格致以至治平，其间内圣外王之学靡不包举，经岂多乎哉不多也？若夫夸多斗靡尘饭涂羹，尽行收录。要惟修辞，以炫世者，欲藉此为典博。若诊病时，即切要数端，尚恐仓卒遗漏，又何暇偏及其余乎哉。先圣云：以约失之者鲜，彭故就所考验以存其真而名之曰《医经读》，窃谓当读者此也惜乎，不得起扁鹊、仲景而就正之。

乾隆甲申岁一阳月中汉嘉善沈又彭识

医经读

嘉善沈又彭尧对钞订
绍兴裘庆元吉生校刊

平集

医不知病，何由治病；医不知不病，何由知病。平，平人也，即不病人也，经有《平人气象篇》，盖取诸此。

昔在黄帝，生而神灵，弱而能言，幼而徇齐，长而敦敏，成而登天（《上古天真论》）。

乃问于岐伯曰：地之为下，否乎？岐伯对曰：地为人之下，太虚之中者也。曰：冯乎？对曰：大气举之也，寒暑六入，故令虚而生化也（《素·五运行》）。

寒暑六入，谓五气从上下四旁而入，非六气也。六气乃后人伪造，详辨于后。

醫經讀

嘉善沈又彭堯封鈔訂
紹興裘慶元吉生校刊

平集

醫不知病何由治病醫不知不病何由知病平平人也卽不病人也經有平人氣象篇蓋取諸此

昔在黃帝生而神靈弱而能言幼而徇齊長而敦敏成而登天（上古天眞論）

乃問於岐伯曰地之爲下否乎岐伯對曰地爲人之下太虛之中者也曰馮乎對曰大氣擧之也寒暑六入故令虛而生化也（素五運行）

寒暑六入謂五氣從上下四旁而入非六氣也六氣乃後人僞造詳辨於後

帝曰天以六六之節以成歲人以九九制會何謂也岐伯曰六六之節九九制會者所以正天之度氣之數也

按六六之節即三百六十日法也九九制會者用九九之法以推日月五星之會也法具周髀經度者所以測天之程也天體環轉不息難以測度聖人以星之明顯者（即二十八經星也）識之爲限而後度乃生焉譬以山川城邑識道里之遠近耳奇器圖每度二百五十里然天體如卵度如柳葉近極者狹近赤道者廣難以一定拘也氣者二十四氣也數者盈虛之數也

日爲陽月爲陰行有分紀周有道里日行一度月行十三度而有奇焉故大小月三百六十五日而成歲積氣餘而盈閏矣

按日行周天三百六十五日四分之一月行疾每日過十三度有餘約二十九日零退一周天凡十二周天得三百五十四日零較日行少十日零所謂

帝曰：天以六六之节以成岁，人以九九制会，何谓也？岐伯曰：六六之节、九九制会者，所以正天之度气之数也。

按六六之节，即三百六十日法也，九九制会者，用九九之法以推日月五星之会也。法具周髀经度者，所以测天之程也。天体环转不息，难以测度，圣人以星之明显者（即二十八经星也）识之为限，而后度乃生焉。譬以山川城邑识道里之远近耳。奇器图每度二百五十里，然天体如卵，度如柳叶，近极者狭，近赤道者广，难以一定拘也。气者二十四气也，数者盈虚之数也。

日为阳，月为阴，行有分纪，周有道里，日行一度，月行十三度而有奇焉。故大小月三百六十五日而成岁，积气余而盈闰矣。

按日行周天三百六十五日，四分之一月行疾，每日过十三度有余，约二十九日零退一周天。凡十二周天得三百五十四日零，较日行少十日零。所谓

日月不齐之数也，圣人于是正岁年以别之，《周礼》：太史正岁年注中数曰：岁朔数曰年，故岁必二十四气，全年则十二月或十三月，乃以气之盈补朔之虚，每三十四月而适齐六十六气，故谓之闰。

立端于始，表正于中，推余于终，而天度毕矣。

按《左传》作履端于始，举正于中，归余于终，《史记》作归邪于终。盖古人推历，谓之步历，言日月转运于天，犹人行步也。履即步也，日月之行必有余，分履端于始者，必以日月全数，前无余分之日为上元历之端首也。举正于中者，中气不越本月。若盈本月一策，此月即是闰月也。归余于终者，积余成一月而置闰也。

天有十日（十干也），日六竟而周甲（六十日周一甲子也），甲六履（六甲子也），而终岁三百六十日法也。五日谓之候，三候谓之气，六气谓之时，四

日月不齊之數也聖人於是正歲年以別之周禮太史正歲年注中數曰歲朔數曰年故歲必二十四氣全年則十二月或十三月乃以氣之盈補朔之虛每三十四月而適齊六十六氣故謂之閏

立端於始表正於中推餘於終而天度畢矣

按左傳作履端於始舉正於中歸餘於終史記作歸邪於終蓋古人推歷謂之步歷言日月轉運於天猶人行步也履卽步也日月之行必有餘分履端於始者必以日月全數前無餘分之日爲上元歷之端首也舉正於中者中氣不越本月若盈本月一策此月卽是閏月也歸餘於終者積餘成一月而置閏也

天有十日（十干也）日六竟而周甲（六十日周一甲子也）甲六復（六甲子也）而終歲三百六十日法也五日謂之候三候謂之氣六氣謂之時四

時謂之歲而各從其主治焉五運相襲而皆治之終期之日周而復始時立氣
布如環無端候亦同法
汲冢周書時訓解立春之日東風解凍又五日蟄蟲始振又五日魚上冰此
卽五日謂之候也其餘節氣倣此不備錄
春勝長夏長夏勝冬冬勝夏夏勝秋秋勝春
土分旺四季十八日取萬物生於土歸於土之義究非土之定位惟長夏乃
其定位耳特夏火方盡秋金復至長夏幾爲虛位莫若遵六元正紀五步爲
正大寒交初運木旺春分後第十三日交二運火旺芒種後十日交三運土
旺處暑後七日交四運金旺立冬後四日交終運水旺如此則五行各得其
平矣
求其至也皆歸始春未至而至此謂太過則薄所不勝而乘所勝也命曰氣淫

时谓之岁，而各从其主。治焉五运相袭而皆治之，终期之日周而复始，时立气布，如环无端，候亦同法。

汲冢周书时训，解立春之日，东风解冻，又五日蛰虫始振，又五日鱼上冰，此即五日谓之候也。其余节气仿此，不备录。

春胜长夏，长夏胜冬，冬胜夏，夏胜秋，秋胜春。

土分旺，四季十八日取万物生于土，归于土之义。究非土之定位，惟长夏乃其定位耳。特夏火方尽，秋金复至，长夏岁为虚位，莫若遵六元正纪五步为正，大寒交初运，木旺。春分后第十三日交二运，火旺。芒种后十日交三运，土旺。处暑后七日，交四运，金旺。立冬后，四日交终运，水旺。如此则五行各得其平矣。

求其至也，皆归始春，未至而至此谓太过，则薄所不胜而乘所胜也，命曰气淫，

至而不至，此谓不及。则所胜妄行而所生受病，所不胜薄之也。命曰气迫。

天食人以五气，地食人以五味（《素·六节藏象论》）。

天有五行，御五位，以生寒、暑、燥、淫、风，人有五藏化五气，以生喜、怒、悲、忧、恐（《素·天元纪》）。

心者，君主之官也，神明出焉。肺者，相传之官，治节出焉。肝者，将军之官，谋虑出焉。胆者，中正之官，决断出焉。胆中者，臣使之官，喜乐出焉。脾胃者，仓廪之官，五味出焉。大肠者，传道之官，变化出焉。小肠者，受盛之官，化物出焉。肾者，作强之官，技巧出焉。三焦者，决渎之官，水道出焉。膀胱者，州都之官，津液藏焉。气化则能出矣。凡此十二官者，不得相失也，故主明则下安，以此养生则寿主不明，则十二官危，使道闭塞而不通，形乃大伤（《素·灵兰秘典》）。

【彭按】 膀胱止有一口，口端横一管，上半管即名下焦，下半管即是溺孔，未溺

至而不至此謂不及則所勝妄行而所生受病所不勝薄之也命曰氣迫
天食人以五氣地食人以五味（素六節藏象論）
天有五行御五位以生寒暑燥溼風人有五藏化五氣以生喜怒悲憂恐（素
天元紀）
心者君主之官也神明出焉肺者相傳之官治節出焉肝者將軍之官謀慮出
焉膽者中正之官決斷出焉膻中者臣使之官喜樂出焉脾胃者倉廩之官五
味出焉大腸者傳道之官變化出焉小腸者受盛之官化物出焉腎者作強之
官伎巧出焉三焦者決瀆之官水道出焉膀胱者州都之官津液藏焉氣化則
能出矣凡此十二官者不得相失也故主明則下安以此養生則壽主不明則
十二官危使道閉塞而不通形乃大傷（素靈蘭秘典）
彭按膀胱止有一口口端横一管上半管卽名下焦下半管卽是溺孔未溺

時膀胱之底下垂其口向上與下焦直對故下焦別迴腸而滲入焉欲溺時大氣舉膀胱之底則其口向下從溺孔注出故曰氣化則能出矣姙婦胎壓胞門小便不出丹溪用托胎法深得此意

五藏者藏精氣而不寫也故滿而不能實六府者傳化物而不藏故實而不能滿也水穀入口則胃實而腸虛食下則腸實而胃虛故曰實而不能滿也（素五藏別論）

五藏宜藏六府宜通（東垣語）

陰中有陰陽中有陽平旦至日中天之陽陽中之陽也日中至黃昏天之陽陽中之陰也合夜至鷄鳴天之陰陰中之陰也鷄鳴至平旦天之陰陰中之陽也故人亦應之夫言人之陰陽則外爲陽內爲陰背爲陽腹爲陰六府皆爲陽五藏皆爲陰背爲陽陽中之陽心也陽中之陰肺也腹爲陰陰中之陽肝也陰中

时，膀胱之底下垂，其口向上，与下焦直对。故下焦别回肠，而渗入焉。欲溺时，大气举膀胱之底，则其口向下，从溺孔注出。故曰，气化则能出矣，妊妇胎压胞门，小便不出，丹溪用托胎法深得此意。

五藏者，藏精气而不泻也，故满而不能实；六府者，传化物而不藏，故实而不能满也。水谷入口则胃实，而肠虚，食下则肠实而胃虚。故曰，实而不能满也（《素·五藏别论》）。

五藏宜藏，六府宜通（东垣语）。

阴中有阴，阳中有阳，平旦至日中，天之阳，阳中之阳也。日中至黄昏，天之阳，阳中之阴也。合夜至鸡鸣，天之阴，阴中之阴也。鸡鸣至平旦，天之阴，阴中之阳也。故人亦应之，夫言人之阴阳，则外为阳，内为阴；背为阳，腹为阴；六府皆为阳，五藏皆为阴；背为阳。阳中之阳，心也；阳中之阴，肺也；腹为阴；阴中之阳，肝也；阴中

之阴，肾也；阴中之至阴，脾也（《素·金匮真言》）。

知此可以决病之间剧。

圣人南面而立，前曰广明，后曰太冲；太冲之地，名曰少阴；少阴之上，名曰太阳；太阳根起于至阴，结于命门，名曰阴中之阳。中身而上，名曰广明；广明之下，名曰太阴；太阴之前，名曰阳明；阳明根起于厉兑，名曰阴中之阳。厥阴之表，名曰少阳，少阳根起于窍阴，名曰阴中之少阳，是三阳之离合也。太阳为开，阳明为阖；少阳为枢，外者为阳，内者为阴。然则中为阴，其冲在下，名曰太阴。太阴根起于隐白，名曰阴中之阴。太阴之后，名曰少阴，少阴根起于涌泉，名曰阴中之少阴。少阴之前，名曰厥阴，厥阴根起于大敦，阴之绝阳，名曰阴之绝阴。是三阴之离合也，太阴为开，厥阴为阖，少阴为枢（《素·阴阳离合》）。

肺手太阴之脉起于中焦（直接中焦，中焦从胃通出，外对中脘穴，在心蔽骨

之陰腎也陰中之至陰脾也（素金匱眞言）

知此可以決病之間劇

聖人南面而立前曰廣明後曰太衝太衝之地名曰少陰少陰之上名曰太陽太陽根起於至陰結於命門名曰陰中之陽中身而上名曰廣明廣明之下名曰太陰太陰之前名曰陽明陽明根起於厲兌名曰 陰中之陽厥陰之表名曰少陽少陽根起於竅陰名曰陰中之少陽是三陽之離合也太陽爲開陽明爲闔少陽爲樞外者爲陽內者爲陰然則中爲陰其衝在下名曰太陰太陰根起於隱白名曰陰中之陰太陰之後名曰少陰少陰根起於湧泉名曰陰中之少陰少陰之前名曰厥陰厥陰根起於大敦陰之絶陽名曰陰之絶陰是三陰之離合也太陰爲開厥陰爲闔少陰爲樞（素陰陽離合）

肺手太陰之脈起於中焦（直接中焦中焦從胃通出外對中脘穴在心蔽骨

與臍之中）下絡大腸還循胃口上膈（胃口上心肺下有膈膜遮隔濁氣不使上侵此係清濁分界所以十二經由此上下皆書之）屬肺從肺系橫出腋下（肩下脇上曰腋）下循臑內行少陰心主之前下肘中循臂內（肩下一節爲臑臑盡處爲肘肘下爲臂臂盡爲腕腕盡處直至指俱名手）上骨下廉（臂有兩骨行臂內側上骨之下廉）入寸口（即診脈處）上魚（掌骨之前大指之後肉隆起處爲魚）循魚際（大指本節後穴名）出大指之端（少商穴大指內側去爪甲角如韭葉）其支者從腕後（列缺穴兩手交叉食指盡處是也太陰絡從此別走陽明）直出次指內廉出其端是動則病肺脹滿膨膨而喘咳缺盆中痛（肩下橫骨陷中）甚則交兩手而瞀（迷亂也）此爲臂厥是主肺所生病者欬上氣喘渴煩心胸滿臑臂內前廉痛厥（四支冷）掌中熱氣盛有餘則肩臂痛風寒汗出中風小便數而欠氣虛則肩臂痛寒少

与脐之中），下络大肠，还循胃口上膈（胃口上，心肺下，有膈膜遮隔，浊气不使上，侵此，系清浊分界，所以十二经由此上下皆书之）。属肺从肺系横出腋下（肩下胁上曰腋），下循臑内，行少阴，心主之前下肘中，循臂内（肩下一节为臑，臑节处为肘，肘下为臂，臂尽为腕，腕尽处直至指，俱名手）上骨下廉（臂有两骨，行臂内侧上骨之下廉）入寸口（即诊脉处），上鱼（掌骨之前。大指之后，肉隆起处为鱼）循鱼际（大指本节后穴名），出大指之端（少商穴，大指内侧去爪甲角如韭叶）。其支者从腕后（列缺穴，两手交叉食指尽处是也，太阴络从此别走阳明）直出，次指内廉出其端，是动则病。肺胀满膨膨而喘咳，缺盆中痛（肩下横骨陷中），甚则交两手而瞀（迷乱也）。此为臂厥，是主肺所生病者，咳上气喘渴，烦心、胸满，臑臂内前廉痛厥（四支冷），掌中热，气盛有余，则肩臂痛风，寒汗出，中风小便数而欠，气虚则肩臂痛，寒少

气不足以息，溺色变。

大肠手阳明之脉，起于大指、次指之端（商阳穴在次指内侧去爪甲角，如韭叶），循指上廉，出合谷两骨之间（合谷穴，名在大指、次指岐（歧）骨陷中），上入两筋之中，循臂上廉入肘外廉，上臑外前廉上，肩出髃骨之前廉，上出于柱骨之会上，下入缺分络肺下膈，属大肠。其支者从缺盆上颈贯颊，入下齿中，还出挟口，交人中，左之右，右之左，上挟鼻孔（迎香穴，鼻下孔旁五分）是动则病，齿痛，颈肿，是主津液所生病者。目黄、口干、鼽（清涕）、衄（鼻血）、喉痹，肩前臑痛，大指、次指痛不用。气有余则当脉所过者，热肿，虚则寒慄不复。

胃足阳明之脉起于鼻之交頞中（山根），旁约太阳之脉下，循鼻外上入齿中，还出挟口，环唇下，交承浆（任脉穴在唇棱下陷中），却循颐后下廉（腮下为颔，颔下为颐），出大迎（穴在曲颔前寸二分），循颊车（耳下八分曲

氣不足以息溺色變

大腸手陽明之脈起於大指次指之端（商陽穴在次指內側去爪甲角如韭葉）循指上廉出合谷兩骨之間（合谷穴名在大指次指岐骨陷中）上入兩筋之中循臂上廉入肘外廉上臑外前廉上肩出髃骨之前廉上出於柱骨之會上下入缺盆絡肺下膈屬大腸其支者從缺盆上頸貫頰入下齒中還出挾口交人中左之右右之左上挾鼻孔（迎香穴鼻下孔旁五分）是動則病齒痛頸腫是主津液所生病者目黃口乾鼽（清涕）衄（鼻血）喉痹肩前臑痛大指次指痛不用氣有餘則當脈所過者熱腫虛則寒慄不復

胃足陽明之脈起於鼻之交頞中（山根）旁約太陽之脈下循鼻外上入齒中還出挾口環唇下交承漿（任脈穴在唇稜下陷中）卻循頤後下廉（頤下爲頷頷下爲頤）出大迎（穴在曲頷前寸二分）循頰車（耳下八分曲

頬端近前陷中）上耳前過客主人（足少陽經穴在耳前起骨）循髮際至額顱其支者從大迎前下人迎（結喉旁一寸五分動脈）循喉嚨入缺盆下膈屬胃絡脾其直者從缺盆下乳内廉（從乳中過）下挾臍入氣街中（穴在臍下八寸去中行二寸）其支者起於胃口下循腹裏下至氣街中而合以下髀關抵伏兎（足之本節爲髀髀前膝上六寸起肉處爲伏兎伏兎後横紋中爲髀關髀内爲股髀盡處前爲膝後爲膕第二節爲脛脛盡處即内外踝下爲足）下膝臏中（挾膝筋中爲臏）下循脛外廉下足跗（足面）入中指内間其支者下廉三寸而別下入中指外間其支者別跗上入大指間出其端（厲兑穴在足大指次指之端去爪甲角如韭葉）是動則病灑灑振寒善呻數欠顔黑病至則惡人與火聞木聲則惕然而驚心欲動獨閉戶塞牖而處甚則欲上高而歌棄衣而走賁響腹脹是謂骭厥（脛骨爲骭）是主血所生病者狂

颊端，近前陷中）上耳前。过客主人（足少阳经穴在耳前起骨）循发际至额颅，其支者从大迎前下人迎（结喉旁一寸五分，动脉），循喉咙入缺盆，下膈属胃络脾，其直者从缺盆下乳内廉（从乳中过），下挟脐入气街中（穴在脐下八寸，去中行二寸）。其支者起于胃口下，循里下至气街中，而合以下髀关，抵伏兔（足之本节为髀，髀前膝上六寸起肉处，为伏兔，伏兔后横纹中为髀关，髀内为股髀尽处，前为膝，后为腘，第二节为胫，胫尽处即内外踝下为足），下膝膑中（挟膝筋中为膑），下循胫外廉下足跗（足面），入中指内间。其支者下廉三寸而别下入中指外间，其支者别跗上入大指间，出其端（厉兑穴，在足大指、次指之端，去爪甲角如韭叶），是动则病，洒洒振寒，善呻，数欠，颜黑，病至则恶人与火闻木声，则惕然而惊心欲动，独闭户塞牖而处。甚则欲上高而歌，弃衣而走，贲响腹胀，是谓骭厥（胫骨为骭），是主血所生病者，狂

疟、温淫、汗出、鼽衄、口歪、唇胗、胫肿、喉痹、大腹、水肿、膝膑肿痛，循膺乳气街股，伏兔，骭外廉足跗上皆痛。中指不用，气盛，则身以前皆热，其有余于胃，则消谷善饥，溺色黄，气不足，则身以前皆寒慄，胃中寒则胀满。

脾足太阴之脉起于大指之端（隐白穴，在大指端内侧去爪甲角，如韭叶），循指内侧白肉际（白肉，三阴脉所经赤肉，三阳脉所经际乃白肉尽处），过核骨后上内踝前廉上踹内（足肚），循胫骨后交出厥阴之前，上膝股内前廉入腹，属脾络胃，上膈挟咽连舌本，散舌下，散支者复从胃别上膈，注心中，是动则病。舌本强食则呕，胃脘痛，腹胀，善噫，得后与气则快然。如衰身体皆重，是主脾所生病者，舌本痛，体不能动摇，食不下，烦心，心下急痛，溏瘕泄水闭，黄疸不能卧，强立，股膝内肿厥，足大指不用。

心手少阴之脉起于心中，出属心系（心系上与肺通，由肺叶而下曲折向后，

瘧溫淫汗出鼽衄口喎唇胗頸腫喉痹大腹水腫膝臏腫痛循膺乳氣街股伏兎骭外廉足跗上皆痛中指不用氣盛則身以前皆熱其有餘於胃則消穀善飢溺色黃氣不足則身以前皆寒慄胃中寒則脹滿

脾足太陰之脈起於大指之端（隱白穴在大指端內側去爪甲角如韭葉）循指內側白肉際（白肉三陰脈所經赤肉三陽脈所經際乃白肉盡處）過核骨後上內踝前廉上踹內（足肚）循脛骨後交出厥陰之前上膝股內前廉入腹屬脾絡胃上膈挾咽連舌本散舌下其支者復從胃別上膈注心中是動則病舌本強食則嘔胃脘痛腹脹善噫得後與氣則快然如衰身體皆重是主脾所生病者舌本痛體不能動搖食不下煩心心下急痛溏瘕泄水閉黃疸不能臥強立股膝內腫厥足大指不用

心手少陰之脈起於心中出屬心系（心系上與肺通由肺葉而下曲折向後

貫脊髓通於腎）下膈絡小腸其支者從心系上挾咽緊目系其直者復從心系郤上肺下出腋下下循臑內後廉行太陰心主之後下肘內循臂內後廉抵掌後銳骨之端入掌內後廉循小指之內出其端（少衝穴在小指內側去爪甲角如韭葉）是動則病嗌乾心痛渴而欲飲是爲臂厥是主心所生病者目黃脇痛臑臂內後廉痛厥掌中熱痛

小腸手太陽之脈起於小指之端（少澤穴在小指外側去爪甲角下一分陷中）循手外側上腕出踝中（腕下高骨）直上循臂骨下廉出肘內側兩筋之間上循臑外後廉出肩解（脊兩旁爲膂膂上兩角爲肩解）繞肩胛（肩解下成片骨）交肩上（上會大椎乃左右相交於肩上）入缺盆絡心循咽下膈抵胃屬小腸其支者從缺盆循頸上頰至目銳眥（目外角爲銳眥）郤入耳中其支者別頰上䪼（目下爲䪼）抵鼻至目內眥（內角）斜絡於顴

贯脊髓通于肾），下膈络小肠，其支者从心系上挟咽，紧目系，其直者复从心系却上肺下出腋下，下循臑内，后廉行太阴，心主之后下肘内，循臂内后廉，抵掌后锐骨之端，入掌内后廉指小指之内，出其端（少冲穴在小指内侧，去爪甲角，如韭叶），是动则病，嗌干、心痛，渴而欲饮，是为臂厥，是主心所生病者，目黄、胁痛，臑臂内后廉痛厥，掌中热痛。

小肠手太阳之脉起于小指之端（少泽穴，在小指外侧去爪甲角下一分陷中），循手外侧上腕出踝中（腕下高骨），直上循臂骨下廉出肘内侧两筋之间，上循臑外后廉出肩解（脊两旁为膂，膂上两角为肩解），绕肩胛（肩解下成片骨），交肩上（上会大椎乃左右相交于肩上）。入缺盆，络心循咽下膈，抵胃属小肠。其支者，从缺盆循颈上颊至目锐眦（目外角为锐眦），却入耳中，其支者，别颊上䪼（目下为䪼），抵鼻至目内眦（内角），斜络于颧，

是动则病，嗌痛、颔肿，不可以顾肩似拔，臑似折，是主液所生病者，耳聋，目黄，颊肿，颈颔、肩臑、肘臂外后廉痛。

膀胱足太阳之脉起于目内眦（睛明穴，为手足太阳、足阳明阴跻、阳跻五脉之会），上额交巅（百会穴）。其支者从巅至耳上角，其直者从巅入络脑，还出别下项，循肩膊内（肩后下为膊），挟脊抵腰中，入循膂络肾属膀胱。其支者从腰中下挟脊，贯臀入腘中。其支者，从膊内左右别下贯胛，挟脊内过髀枢（揵骨下为髀枢），循髀外从后廉下合腘中（与前入腘中者合），以下贯腨内出外踝之后，循京骨（足外侧赤白肉际，小指本节后大骨）至小指外侧（至阴穴，在小指外侧，本节前陷中）。是动则病，冲头痛，目似脱，项如拔，脊痛，腰似折，髀不可以曲，腘如结腨如裂，是为踝厥，是主筋所生病者。痔疟狂癫疾，头囟项痛，目黄泪出，鼽衄，项背、腰尻、腘踹脚皆痛，小指不用。

是動則病嗌痛頷腫不可以顧肩似拔臑似折是主液所生病者耳聾目黃頰腫頸頷肩臑肘臂外後廉痛

膀胱足太陽之脈起於目內眥（睛明穴爲手足太陽足陽明陰蹻陽蹻五脈之會）上額交巔（百會穴）其支者從巔至耳上角其直者從巔入絡腦還出別下項循肩膊內（肩後下爲膊）挾脊抵腰中入循膂絡腎屬膀胱其支者從腰中下挾脊貫臀入膕中其支者從膊內左右別下貫胛挾脊內過髀樞（揵骨下爲髀樞）循髀外從後廉下合膕中（與前入膕中者合）以下貫腨內出外踝之後循京骨（足外側赤白肉際小指本節後大骨）至小指外側（至陰穴在小指外側本節前陷中）是動則病衝頭痛目似脫項如拔脊痛腰似折髀不可以曲膕如結腨如裂是爲踝厥是主筋所生病者痔瘧狂癲疾頭顖項痛目黃淚出鼽衄項背腰尻膕踹腳皆痛小指不用

腎足少陰之脈起於小指之下邪趨足心（湧泉穴在足心屈足捲指宛宛中）出於然谷之下（足內踝前起大骨下陷中）循內踝之後別入跟中以上腨內出膕內廉上股內後廉貫脊（與督脈會長強穴）屬腎絡膀胱其直者從腎上貫肝膈入肺中循喉嚨挾舌本其支者從肺出絡心注胸中是動則病飢不欲食面如漆柴欬唾則有血喝喝而喘坐而欲起目䀮䀮如無所見心如懸若飢狀氣不足則善恐心惕惕如人將捕之是爲骨厥是主腎所生病者口熱舌乾咽腫上氣嗌乾及痛煩心心痛黃疸腸澼脊股內後廉痛痿厥嗜臥足下熱而痛

心主手厥陰心包絡之脈起於胸中出屬心包絡下膈歷絡三焦其支者從胸中出脇（腋下爲脇）下腋三寸上抵腋下循臑內行太陰少陽之間入肘中下臂行兩筋之間入掌中循中指出其端（中衝穴在中指端爪甲如韭葉陷

肾足少阴之脉起于小指之下，邪趋足心（涌泉穴，在足心屈足卷指宛宛中），出于然谷之下（足内踝前大骨下陷中），循内踝之后，别入跟中以上腨内，出腘内廉上股内后廉贯脊（与督脉会长强穴），属肾络膀胱。其直者从肾上贯肝膈入肺中，循喉咙挟舌本，其支者从肺出络心注胸中，是动则病。饥不欲食，面如漆柴，欬唾，则有血喝喝而喘，坐而欲起，目慌慌如无所见。心如悬，若饥状，气不足则善恐，心惕惕如人将捕之。是为骨厥，是主肾所生病者，口热，舌干，咽肿，上气嗌干，及痛烦心，心痛，黄疸，肠澼，脊股内后廉痛，痿厥，嗜卧，足下热而痛。

心主手厥阴心包络之脉起于胸中，出属心包络下膈，历络三焦。其支者从胸中出胁（腋下为胁），下腋三寸上抵腋下，循臑内行太阴、少阳之间，入肘中下臂，行两筋之间，入掌中循中指出其端（中冲穴，在中指端爪甲，如韭叶陷

中），其支者别掌中，循小指、次指出其端是动则病，手心热，臂肘挛急，腋肿。甚则胸胁支满，心中憺憺大动，面赤，目黄，喜笑不休，是主脉所生病者。烦心，心痛，掌中热。

三焦手少阳之脉起于小指、次指之端（关冲穴，在无名指外侧，去爪甲，如韭叶）上出两指之间，循手表腕出臂外两骨之间，上贯肘，循臑外上肩而交出足少阳之后，入缺盆，布膻中（两乳中间），散络心包下膈循属三焦。其支者从膻中上出缺盆，上项紧耳后，直上出耳上角，以屈下颊至颇支者从耳后入耳中，出走耳前，过客主人前交颊至目锐眦，是动则病。耳聋，浑浑焞焞，嗌肿，喉痹，是主气所生病者。汗出，目锐眦痛，颊肿，耳后肩臑肘臂外皆痛，小指、次指不用。

胆足少阳之脉起于目锐眦（瞳子髎穴在目外去眦五分），上抵头角下耳

中）其支者別掌中循小指次指出其端是動則病手心熱臂肘攣急腋腫甚則胸脇支滿心中憺憺大動面赤目黃喜笑不休是主脈所生病者煩心心痛掌中熱

三焦手少陽之脈起於小指次指之端（關衝穴在無名指外側去爪甲如韭葉）上出兩指之間循手表腕出臂外兩骨之間上貫肘循臑外上肩而交出足少陽之後入缺盆布膻中（兩乳中間）散絡心包下膈循屬三焦其支者從膻中上出缺盆上項繫耳後直上出耳上角以屈下頰至䪼其支者從耳後入耳中出走耳前過客主人前交頰至目銳眥是動則病耳聾渾渾焞焞嗌腫喉痹是主氣所生病者汗出目銳眥痛頰腫耳後肩臑肘臂外皆痛小指次指不用

膽足少陽之脈起於目銳眥（瞳子髎穴在目外去眥五分）上抵頭角下耳

後循頸行手少陽之前至肩上郤交出手少陽之後入缺盆其支者從耳後入耳中出走耳前至目銳眥後其支者別銳眥下大迎合於手少陽抵於䪼下加頰車下頸合缺盆（與前入者合）以下胸中貫膈絡肝屬膽循脇裏出氣街繞毛際横入髀厭中（股與少腹之間陷中）其直者從缺盆下腋循胸過季脇（脇骨之下爲季脇）下合髀厭中以下循髀陽（循髀外行太陽陽明之間）出膝外廉下外輔骨之前直下抵絕骨之端（外踝上爲絕骨）下出外踝之前循足跗上入小指次指之間（竅陰穴在小指次指外側去爪甲角如韭葉足少陽脈至此而終）其支者別跗上入大指之間循大指岐骨內出其端（大指本節後爲岐骨）還貫爪甲出三毛是動則病口苦善太息心脇痛不能轉側甚則面微有塵體無膏澤足外反熱是爲陽厥是主骨所生病者頭痛頷痛目銳眥痛缺盆中腫痛脇下腫馬刀俠瘿汗出振寒瘧胸脇肋髀膝外

后，循颈行手少阳之前，至肩上隙交出手少阳之后，入缺盆。其支者从耳后入耳中，出走耳前至目锐眦后。其支者别锐眦下大迎，合于手少阳抵于顷下加颊车下颈，合缺盆（与前入者合）以下胸中贯膈，络肝，属胆循胁里出气街，绕毛际横入髀厌中（股与少腹之间陷中），其直者，从缺盆下腋，循胸过季胁（胁骨之下为季胁），下合髀厌中，以下循髀阳（循髀外行太阳、阳明之间），出膝外廉下外辅骨之前，直下抵绝骨之端（外踝上为绝骨），下出外踝之前，循足跗上入小指、次指之间（窍阴穴，在小指、次指外侧，去爪甲角，如韭叶，足少阳脉至此而终）。其支者，别跗上入大指之间，循大指岐（歧）骨内出其端（大指本节后为岐（歧）骨），还贯爪甲，出三毛，是动则病。口苦、善太息、心胁痛、不能转侧，甚则面微有尘，体无膏泽，足外反热，是为阳厥。是主骨所生病者，头痛，颔痛，目锐眦痛，缺盆中肿痛，胁下肿，马刀侠瘿，汗出振寒疟，胸、胁、肋、髀、膝外

至胫绝骨外踝前及诸节皆痛。

肝足厥阴之脉，起于大指丛毛之际（大敦穴，在大指端去爪甲，如韭叶，为厥阴所出之，井（并）针灸家皆用之。然《经》则明言，起于丛毛之际，非指端也，今厥阴逆上腹痛，脉绝欲死者，灸丛毛，大验），上循足附上廉，去内踝一寸，上踝八寸，交出太阴之后，上腘内廉，循股阴入毛中过阴器（左右环绕阴器），抵小腹挟胃，属肝络胆，上贯膈，布胁循喉咙之后，入颃颡连目系，上出额与督脉会于巅。其支者，从目系下颊里，环唇内，其支者复从肝别贯膈上，注肺，是动则病。腰痛不可以俯仰，丈夫㿉疝妇人少腹肿。甚则嗌干，面尘脱色，是肝所生病者，胸满、呕逆、飧泄、狐疝、遗溺、闭癃（《灵·经脉篇》）。

别者另分一支也，合者本经，两脉相合也。会者与他经相会也，交者或本经左右两脉相交，或与他经相交也。加者加于上不相通也，挟者夹也，约者约

至脛絶骨外踝前及諸節皆痛

肝足厥陰之脈起於大指叢毛之際（大敦穴在大指端去爪甲如韭葉爲厥陰所出之井針灸家皆用之然經則明言起於叢毛之際非指端也今厥陰逆上腹痛脈絶欲死者灸叢毛大驗）上循足附上廉去內踝一寸上踝八寸交出太陰之後上膕內廉循股陰入毛中過陰器（左右環繞陰器）抵小腹挾胃屬肝絡膽上貫膈布脇循喉嚨之後入頏顙連目系上出額與督脈會於巔其支者從目系下頰裏環唇內其支者復從肝別貫膈上注肺是動則病腰痛不可以俛仰丈夫㿉疝婦人少腹腫甚則嗌乾面塵脱色是肝所生病者胸滿嘔逆飱泄狐疝遺溺閉癃（靈經脈篇）

別者另分一支也合者本經兩脈相合也會者與他經相會也交者或本經左右兩脈相交或與他經相交也加者加於上不相通也挾者夾也約者約

束也環者環繞也散者非一絡也循者依傍而行也貫者穿過也夫經絡如織營衞如環而欲一一寫出纖悉無遺不亦難哉經獨以數活字鉤清之宛似繪一生人模樣垂示來茲較之禹貢濬川圖史記天官書更勝一籌非作者之聖其孰能之

治病猶治賊必先識賊之所在斯不勞而獲倘賊在此界而反於彼境捕之則彼境無辜之民徒增擾動而此界眞賊且不治而日熾矣十二經脈所經之處即十二經所轄無異省治之分界也如某處痛某處痒某處熱腫某處寒慄即可知何經受病又寧有悮治之慮哉然則此篇經文洵爲大小內外諸科一刻不可離之法也

督脈者起於下極之俞並於脊裏上至風府入屬於腦任脈者起於中極之下以上毛際循腹裏上關元至咽喉衝脈者起於氣衝並足陽明之經（今內經

束也。环者环绕也，散者非一络也，循者依傍而行也，贯者穿过也。夫经络如织，营卫如环，而欲一一写（泻）出纤，悉无遗不亦难哉。经独以数活字钩清之，宛似绘一生人模样，垂示来兹，较之禹贡濬川图、《史记·天官书》更胜一筹，非作者之圣，其孰能之。

治病犹治贼，心先识贼之所在，斯不劳而获，倘贼在此界而反于彼境捕之，则彼境无辜之民徒增扰动，而此界真贼且不治，而日炽矣。十二经脉所经之处，即十二经所辖，无异省治之分界也。如某处痛，某处痒，某处热肿，某处寒栗，即可知何经受病，又宁有误治之虑哉。然则此篇经文洵为大小内外诸科，一刻不可离之法也。

督脉者起于下极之俞，并于脊里上，至风府，入属于脑。任脉者起于中极之下，以上毛际，循腹里上关元至咽喉冲脉者，起于气冲，并足阳明之经（今《内经》

俱作少阴），夹脐上行至胸中而散带脉者，起于季胁，回身一周阳跻脉者，起于跟中，循外踝上行，入风池阴跻脉者，亦起于跟中，循内踝上行至咽喉，交贯冲脉、阳维、阴维，维络于身，溢畜不能环流灌溉诸经者也。阳维起于诸阳会，阴维起于诸阴交也（二十八难）。

阳维维于阳，阴维维于阴，阴阳不能自相维，则怅然失志，溶溶不能自收持。阳维为病，苦寒热。阴维为病，苦心痛，阴跻为病，阳缓而阴急，阳跻为病。阴缓而阳急冲之为病，逆气里，急督之，为病脊强而厥任之，为病其内苦结。男子为七疝，女子为瘕聚（《内经》男子内结七疝，女子带下瘕聚），带之为病，腹满，腰溶溶如坐水中，此奇经八脉之为病也（二十九难）。

【彭按】奇经八脉，经文错乱定系，后人传写之误，越人时所读，不若是也。故所述明晰，谨遵录之。

俱作少陰）夾臍上行至胸中而散帶脈者起於季脇迴身一周陽蹻脈者起於跟中循外踝上行入風池陰蹻脈者亦起於跟中循內踝上行至咽喉交貫衝脈陽維陰維維絡於身溢畜不能環流灌漑諸經者也陽維起於諸陽會陰維起於諸陰交也（二十八難）

陽維維於陽陰維維於陰陰陽不能自相維則悵然失志溶溶不能自收持陽維爲病苦寒熱陰維爲病苦心痛陰蹻爲病陽緩而陰急陽蹻爲病陰緩而陽急衝之爲病逆氣裏急督之爲病脊強而厥任之爲病其內苦結男子爲七疝女子爲瘕聚（內經男子內結七疝女子帶下瘕聚）帶之爲病腹滿腰溶溶如坐水中此奇經八脈之爲病也（二十九難）

彭按奇經八脈經文錯亂定係後人傳寫之悞越人時所讀不若是也故所述明晰謹遵錄之

人焉受氣陰陽焉會何氣爲營何氣爲衞營安從生衞於焉會老壯不同氣陰陽異位願聞其會曰人受氣於穀穀入於胃以傳於肺五藏六府皆以受氣其清者爲營濁者爲衞營在脈中衞在脈外營周不休五十而復大會陰陽相貫如環無端衞氣行於陰二十五度行於陽二十五度分爲晝夜故氣至陽而起至陰而止故曰日中而陽隴爲重陽夜半而陰隴爲重陰故太陰主內太陽主外各行二十五度分爲晝夜夜半爲陰隴夜半後爲陰衰平旦陰盡而陽受氣矣日中爲陽隴日西而陽衰日入陽盡而陰受氣矣夜半而大會萬民皆臥命曰合陰平旦陰盡而陽受氣如是無已與天地同紀壯者氣血盛肌肉滑氣道通營衞之行不失其常故晝精而夜瞑老者氣血衰肌肉枯氣道濇其營氣衰少而衞氣內伐故晝不精夜不瞑營出於中焦衞出於上焦（刻本悞作下）上焦出於胃上口並咽以上貫膈而布胸中走腋循太陰之分而行還至陽明

人焉受气，阴阳焉会何气为营，何气为卫，营安从生，卫于焉会，老壮不同气，阴阳异位。愿闻其会，曰：人受气于谷，谷入于胃，以传于肺。五脏六府皆以受气，其清者为营，浊者为卫，营在脉中，卫在脉外，营周不休，五十而复大会，阴阳相贯，如环无端。卫气行于阴二十五度，行于阳二十五度，分为昼夜。故气至阳而起，至阴而止。故曰：日中而阳，陇为重阳；夜半而阴，陇为重阴。故太阴主内，太阳主外，各行二十五度，分为昼夜、夜半为阴；陇夜半后为阴衰。平旦阴尽而阳受气矣，日中为阳，陇日西而阳衰。日入阳尽，而阴受气矣。夜半而大会，万民皆卧，命曰合阴。平旦阴尽而阳受气，如是无已，与天地同纪。壮者气血盛，肌肉滑，气道通，营卫之行不失其常。故昼精而夜瞑。老者气血衰，肌肉枯，气道涩，其营气衰少而卫气内伐。故昼不精，夜不瞑。营出于中焦，卫出于上焦（刻本误作下），上焦出于胃上口，并咽以上贯膈而布胸中走腋，循太阴之分而行，还至阳明，

至鼻（刻本误作舌）下。足阳明常与营俱行于阳二十五度，行于阴亦二十五度一周也。故五十度而复大会于手太阴矣，中焦亦并胃中，出上焦之后，此所受气者，泌糟粕，蒸津液，化其精微，上注于肺脉，乃化而为血，以奉生身，莫贵于此。故独得行于经隧，命曰营气。营卫者，精气也；血者，神气也。血之与气异名而同类焉。故夺血者无汗，夺汗者无血，下焦者，别回肠，注于膀胱，而渗入焉，水谷者，常并居于胃中，成糟粕，而下于大肠，济泌别汁，循下焦而渗入膀胱焉。

上焦如雾，中焦沤，下焦如渎，此之谓也（《灵枢经·营卫生会篇》）。

【彭按】 三焦即三个管子，非有名无象也，若果有名无象，如何并咽并胃。

【又按】 卫气出于上焦者，水谷入胃，胃底之阳蒸气上腾，若雾露之溉，此即卫气也。由上焦出于胃上口，尚在膈膜之下，于是贯膈散布胸中，然后循太阴分肉之间，而行于脉外。故曰：上焦如雾，经文本自明白，如果出于下焦，则清

至鼻（刻本悮作舌）下足陽明常與營俱行於陽二十五度行於陰亦二十五度一周也故五十度而復大會於手太陰矣中焦亦並胃中出上焦之後此所受氣者泌糟粕蒸津液化其精微上注於肺脈乃化而爲血以奉生身莫貴於此故獨得行於經隧命曰營氣營衞者精氣也血者神氣也血之與氣異名而同類焉故奪血者無汗奪汗者無血下焦者別迴腸注於膀胱而滲入焉水穀者常並居於胃中成糟粕而下於大腸濟泌別汁循下焦而滲入膀胱焉

上焦如霧中焦如漚下焦如瀆此之謂也（靈樞經營衞生會篇）

彭按三焦卽三個管子非有名無象也若果有名無象如何並咽並胃

又按衞氣出於上焦者水穀入胃胃底之陽蒸氣上騰若霧露之溉此卽衞氣也由上焦出於胃上口尙在膈膜之下於是貫膈散布胸中然後循太陰分肉之間而行於脈外故曰上焦如霧經文本自明白如果出於下焦則清

陽之氣與便溺同出有是理乎越人讀經未察衛出氣於下焦之悞遂謂上焦主內而不出幾令衛氣全無出路

分肉腠理字義當曉肉必絲絲成理故謂之理有數十百理聚而爲縱者有數十百理聚而爲橫者有數十百理聚而爲斜者或縱或橫或斜數塊并作一塊其并處必有穴從并處說到外面謂之分謂其肉由此而分也從外面說到并處謂之腠謂其數肉并腠也脈在其中衛卽行乎脈外氣穴論云肉之大會爲谷肉之小會爲谿肉分之間谿谷之會以行營衛以會大氣是也循太陰之分而行之分字當作是解

其言上焦出於胃上口並咽以上貫膈到此則上焦之管子已盡衛氣在膈上既出上焦管子卽散布胸中此乃如烟如霧之物逢空則走故循太陰之分肉而行乎脈外依次循手陽明至足陽明是明明指衛氣言若云指上焦

阳之气与便溺同出，有是理乎？越人读经未察，卫出气于下焦之误，遂谓上焦主内，而不出，几令卫气全无出路。

分肉腠理字义，当晓肉必丝丝成理。故谓之理有数十百，理聚而为纵者，有数十百，理聚而为横者，有数十百，理聚而为斜者，或纵或横，或斜数块，并作一块。其并处必有穴，从并处说到外面，谓之分，谓其肉由此而分也。从外面说到并处，谓之腠，谓其数肉并腠也。脉在其中，卫即行乎，脉外气穴论云，肉之大会为谷，肉之小会为谿，肉分之间溪谷之会，以行营卫，以会大气是也。循太阴之分而行之，分字当作是解。

其言上焦出于胃上口，并咽以上贯膈到此。则上焦之管子已尽，卫气在膈上既出，上焦管子即散布胸中，此乃如烟如雾之物逢空则走。故循太阴之分肉而行乎？脉外依次循手阳明至足阳明，是明明指卫气言，若云指上焦

言，岂上焦直至足乎？问：何以知上焦是管子。曰：若无管子，则并咽以上者，何物何以知管子至膈上即尽。曰：到此不尽，卫亦行乎脉中矣。

手太阴脉从胸走手，手阳明脉从手走头，故曰还至阳明。

手阳明脉尽处上挟鼻孔，足阳明脉起于鼻之交頞中，故曰还至阳明上，至鼻下足阳明，刻本鼻子误作舌字，没解，彭擅改正。

营气出于中焦者，水谷在胃，渐渐腐化，如造酒。然有泡微起，其汁若酒浆者，即是营气从中焦上注肺脉。脉乃心火主之，营在脉中，藉心火煅炼成赤，即是血。故曰：中焦如沤。又曰，营卫者精气也，血者，神气也。盖阳之精为神，而藏神者心，非藉心火煅炼而何。

下焦者，水之出路也，水谷在胃渐渐变化，下至小肠，尚未分别，直至小肠下口，与回肠会处，有一管直对膀胱，即是下焦水从此渗入焉。故曰下焦如渎。

言豈上焦直至足乎問何以知上焦是管子曰若無管子則並咽以上者何物何以知管子到膈上卽盡曰到此不盡衞亦行乎脈中矣

手太陰脈從胸走手手陽明脉從手走頭故曰還至陽明

手陽明脈盡處上挾鼻孔足陽明脈起於鼻之交頞中故曰還至陽明上至鼻下足陽明刻本鼻字誤作舌字沒解彭擅改正

營氣出於中焦者水穀在胃漸漸腐化如造酒然有泡微起其汁若酒漿者卽是營氣從中焦上注肺脈脈乃心火主之營在脈中藉心火煆煉成赤卽是血故曰中焦如漚又曰營衞者精氣也血者神氣也蓋陽之精爲神而藏神者心非藉心火煆煉而何

下焦者水之出路也水穀在胃漸漸變化下至小腸尙未分別直至小腸下口與迴腸會處有一管直對膀胱卽是下焦水從此滲入焉故曰下焦如瀆

臍上一寸爲水分穴卽是分水處

衞氣晝行於陽夜行於陰最爲難解其曰營行脈中衞行脈外五十而復大會又曰常與營俱行陽二十五度行陰二十五度一周也是營衞同行固屬無疑但營出於中焦由手太陰注手陽明手陽明注足陽明足陽明注足太陰順十二經之貫注則陰經陽經相間而行營既如此衞亦宜然豈有晝止行陽經夜止行陰經哉然而經則明明言衞氣晝日行於陽夜行於陰其故何與彭謂陰陽者數之可十推之可至百千萬也晝行陽夜行陰此陰陽非指經絡言乃指外內言也葢脈在分肉之間營行脈中衞卽行乎脈外無論陰經陽經衞氣浮上而行者卽行於陽也沉伏而行者卽行於陰也行於陽則表實故晝日體耐風寒行於陰則表虛故夜臥不耐風寒此其驗也太陰爲陰中之至陰故主内太陽爲表故主外夫衞猶日也營猶月也雖日有黃

脐上一寸，为分穴，即是分水处。

卫气昼行于阳，夜行于阴，最为难解。其曰营行脉中，卫行脉外，五十而复大会。又曰，常与营俱行阳二十五度，行阴二十五度，一周也。是营卫同行，固属无疑。但营出于中焦，由手太阴注手阳明，手阳明注足阳明，足阳明注足太阴，顺十二经之贯注，则阴经、阳经相间而行。营既如此，卫亦宜然，岂有昼止行阳经，夜止行阴经哉。然则经则明明言，卫气昼日行于阳，夜行于阴，其故何与彭谓阴阳者数之，可十推之，可至百、千、万也，昼行阳，夜行阴，此阴阳，非指经络言，乃指外内言也。盖脉在分肉之间，营行脉中，卫即行乎脉外，无论阴经、阳经，卫气浮上而行者，即行于阳也。沉伏而行者，即行于阴也，行于阳则表实。故昼日体耐风寒，行于阴，则表虚，故夜卧不耐风寒。此其验也。太阴为阴中之至阴，故主内，太阳为表，故主外。夫卫犹日也，营犹月也，虽曰有黄

赤道，月有四浮仪，总不越乎东升西降之常耳。至若《灵枢》卫气一篇，手三阳经倒行足三阳经，无还路，不可为训。

《素·经脉别论》论食气入胃一言，散精于肝一言，浊气归心。《灵·邪客篇论》：谷入于胃，宗气积于胸中，卫气先行皮肤，与此论，营卫同起于手太阴迥然不同，则无容信为两是矣。但此篇越人、仲景俱各引用，而别论邪客，从无一言论及故皆不录。

女子七岁肾气盛，齿更，发长。二七而天癸至，任脉通，太冲脉盛，月事以时下，故有子。三七肾气平均，故真牙生而长极。七七任脉虚，太冲脉衰少，天癸竭，地道不通，故形坏而无子也。丈夫八岁肾气实，发长，齿更。二八肾气盛，天癸至，精气溢泻，阴阳和，故能有子。三八肾气平均，筋骨劲强，故真牙生而长极。八八则齿发去，五藏皆衰，筋骨懈惰，天癸竭。故发鬓白，身体重，行步不正而无子耳。

赤道月有四游儀總不越乎東升西降之常耳至若靈樞衛氣行一篇手三陽經倒行足三陽經無還路不可爲訓

素經脈別論論食氣入胃一言散精於肝一言濁氣歸心靈邪客篇論穀入於胃宗氣積於胸中衛氣先行皮膚與此論營衛同起於手太陰迥然不同則無容信爲兩是矣但此篇越人仲景俱各引用而別論邪客從無一言論及故皆不錄

女子七歲腎氣盛齒更髮長二七而天癸至任脈通太衝脈盛月事以時下故有子三七腎氣平均故眞牙生而長極　七七任脈虛太衝脈衰少天癸竭地道不通故形壞而無子也丈夫八歲腎氣實髮長齒更二八腎氣盛天癸至精氣溢瀉陰陽和故能有子三八腎氣平均筋骨勁強故眞牙生而長極　八八則齒髮去五藏皆衰筋骨懈惰天癸竭故髮鬢白身體重行步不正而無子耳

（素上古天眞論）

彭按天癸是女精由任脈而來月事是經血由太衝而來經言二七而天癸至緣任脈通斯時太衝脈盛月事亦以時下一順言之一逆言之耳故月事不調不來及崩是血病咎在衝脈衝脈隸陽明帶下是精病咎在任脈任脈隸少陰蓋身前中央一條是任脈背後脊裏一條是督脈皆起於前後兩陰之交會陰穴難經明晰靈素傳誤帶脈起於季脇似束帶狀人精藏於腎腎繫於腰背精欲下泄必由帶脈而前然後從任脈而下故經言任脈爲病女子帶下

兩神相搏合而成形常先身生是爲精上焦開發宣五穀味熏膚充身澤毛若霧露之漑是謂氣腠理發泄汗出溱溱是謂津穀入氣滿淖澤注於骨骨屬屈伸洩澤補益腦髓皮膚潤澤是謂液中焦受氣取汁變化而赤是謂血壅遏營

（《素·上古天真论》）

【彭按】天癸是女精，由任脉而来；月事是经血，由太冲而来。经言二七而天癸至，缘任脉通，斯时太冲脉盛，月事亦以时下。一顺言之，一逆言之耳。故月事不调，不来及崩，是血病，咎在冲脉、冲脉，隶阳明带下。是精病，咎在任脉，任脉隶少阴。盖身前中央一条是任脉，背后脊里一条是督脉，皆起于前后两阴之交会阴穴。《难经》明晰《灵》、《素》传误，带脉起于季胁，似束带状，人精藏于肾，肾紧于腰背，精欲下泄，必由带脉而前，然后从任脉而下。故经言任脉为病，女子带下。

两神相抟，合而成形，常先身生，是为精。上焦开发，宣五谷味，熏肤、充身、泽毛，若雾露之溉，是谓气。腠理发泄，汗出溱溱，是谓津。谷入气满，淖泽注于骨，骨属屈伸，泄泽补益脑髓，皮肤润泽，是谓液。中焦受气取汁，变化而赤，是谓血。壅遏营

氣令無所避是謂脈精脫者耳聾氣脫者目不明津脫者腠理開汗大泄液脫者骨屬屈伸不利色夭腦髓消脛痠耳數鳴血脫者色白夭然不澤其脈空虛（靈決氣）

肺氣通於鼻肺和則鼻能知臭香矣心氣通於舌心和則舌能知五味矣肝氣通於目肝和則目能辨五色矣脾氣通於口脾和則口能知五穀矣腎氣通於耳腎和則耳能聞五音矣（靈脈度）

人臥血歸於肝肝受血而能視足受血而能步掌受血而能握指受血而能攝（素五藏生成）

心惡熱肺惡寒肝惡風脾惡溼腎惡燥（素宣明五氣）

五藏之精氣皆上注於目骨之精爲瞳子筋之精爲黑眼血之精爲絡氣之精爲白眼肌肉之精爲約束裹擷筋骨血氣之精而與脈并爲系上屬於腦後出

气，令无所避，是谓脉。精脱者耳聋；气脱者，目不明；津脱者，腠理开，汗大泄；液脱者，骨属屈伸不利，色夭，脑髓消，胫痠，耳数鸣；血脱者，色白，夭然不泽，其脉空虚（《灵·决气》）。

肺气通于鼻，肺和，则鼻能知臭香矣。心气通于舌，心和，则舌能知五味矣。肝气通于目，肝和，则目能辨五色矣。脾气通于口，脾和，则口能知五谷矣。肾气通于耳，肾和，则耳能闻五音矣（《灵·脉度》）。

人卧血归于肝，肝受血而能视；足受血而能步；掌受血而能握；指受血而能摄（《素·五藏生成》）。

心恶热，肺恶寒，肝恶风，脾恶湿，肾恶燥（《素·宣明五气》）。

五藏之精气皆上注于目，骨之精为瞳子，筋之精为黑眼，血之精为络气之精，为白眼，肌肉之精为约束，裹撷筋骨血气之精，而与脉并为系，上属于脑，后出

於項中故邪中於項因逢其身之虛其入深則隨眼系以入於腦則腦轉腦轉則引目系急目系急則目眩以轉矣精散則視岐視岐見兩物目者五藏六府之精也營衛魂魄之所常營也神氣之所生也故神勞則魂魄散志意亂卒然見非常處（靈大惑論）

肝生於左肺藏於右心部於表腎治於裏脾爲之使胃爲之市鬲肓之上中有父母七節之旁中有小心（靈刺禁論）

胃者水穀之海衝脈爲十二經之海膻中爲氣之海腦爲髓之海（靈海論）

脣至齒長九分口廣二寸半齒至會厭深三寸半舌長七寸廣二寸半咽門廣二寸半至胃長一尺六寸胃紆曲屈伸之長二尺六寸大一尺五寸徑五寸大容三斗五升小腸後附脊左環迴周疊積其注於迴腸者外附於臍上迴運環十六曲大二寸半徑八分分之少半長三丈三尺迴腸當臍左（難經作右）環

于项中。故邪中于项，因逢其身之虚，其入深，则随眼系以入于脑，则脑转，脑转则引目系急。目系急则目眩以转矣。精散则视岐（歧），视岐（歧）见两物，目者五藏六府之精也。营卫魂魄之所常营也，神气之所生也。故神劳则魂魄散，志意乱，卒然见非常处（《灵·大惑论》）。

肝生于左，肺藏于右，心部于表，肾治于里，脾为之使，胃为之市，鬲肓之上，中有父母，七节之旁，中有小心（《灵[1]·刺禁论》）。

胃者水谷之海，冲脉为十二经之海，膻中为气之海，脑为髓之海（《灵·海论》）。

唇至齿长九分，口广二寸半，齿至会厌深三寸半，舌长七寸，广二寸半，咽门广二寸半，至胃长一尺六寸。胃纡曲屈，伸之，长二尺六寸，大一尺五寸，径五寸大，容三斗五升。小肠后附脊，左环回周叠积，其注于肠者，外附于脐上，回运环十六曲，大二寸，半径八分分之少半，长三丈三尺，回肠当脐，左（《难经》作右）环

---

① 应为《素问·刺禁论》。编者

迴周叶积而下，回运环反十六曲，大四寸，径一寸寸之少半，长二丈一尺，广肠传脊，以受回肠，左环叶积上下，辟大八寸，径二寸，寸之大半长二尺八寸（《灵·肠胃篇》）。

此同身寸也，不必疑，为周尺。盖周以古之八寸为尺，中人长七尺五寸。故五尺之童，六尺之孤皆言其小同身寸者。屈本人中指中节，横纹头为寸，十寸为尺。中人亦长七尺五寸，适与周尺相合耳。若果为周尺，则此经伪矣。

肝凡七叶，左三右四，心中有七孔三毛，盛精汁三合。脾扁广三寸，长五寸，有散膏半斤，主裹血，温五脏。肺六叶，两耳，凡八叶。肾有两枚，胆在肝之短叶间，盛精汁三合，膀胱纵广九寸（四十二难）。

唇为飞门，齿为户门，会厌为吸门，胃为贲门，太仓下口为幽门，大肠、小肠会为阑门，下极为魄门，此七冲门也（四十四难）。

迴周葉積而下回運環反十六曲大四寸徑一寸寸之少半長二丈一尺廣腸傳脊以受迴腸左環葉積上下辟大八寸徑二寸寸之大半長二尺八寸（靈腸胃篇）

此同身寸也不必疑爲周尺蓋周以古之八寸爲尺中人長七尺五寸故五尺之童六尺之孤皆言其小同身寸者屈本人中指中節橫紋頭爲寸十寸爲尺中人亦長七尺五寸適與周尺相合耳若果爲周尺則此經僞矣

肝凡七葉左三右四心中有七孔三毛盛精汁三合脾扁廣三寸長五寸有散膏半斤主裹血温五藏肺六葉兩耳凡八葉腎有兩枚膽在肝之短葉間盛精汁三合膀胱縱廣九寸（四十二難）

唇爲飛門齒爲戶門會厭爲吸門胃爲賁門太倉下口爲幽門大腸小腸會爲闌門下極爲魄門此七衝門也（四十四難）

醫經讀平集終

医经读平集终

病集

病得其因，治之方效。若论病而不论其所以病，总属伪造，一概不录。

阴阳者天地之道也，万物之纲纪变化之，父母生杀之本始，神明之府也，治病必求其本。故积阳为天，积阴为地；阴静阳躁，阳生阴长；阳杀阴藏，阳化气阴成形；寒极生热，热极生寒；寒气生浊，热气生清。清气在下则生飧泄，浊气在上则生䐜胀。此阴阳反作病之逆从也，清阳为天，浊阴为地，地气上为云，天气下为雨，雨出地气，云出天气。故清阳出上窍，浊阴出下窍，清阳发腠理，浊阴走五藏，清阳实四支，浊阴归六府。水为阴，火为阳；阳为气，阴为味；味归形，形归气；气归精，精归化精食，气形食味，化生精气，生形味，伤形气，伤精，精化为气，气伤于味。阴味出下窍，阳气出上窍。味厚者为阴薄，为阴之阳。气厚者为阳薄，为阳之阴，味厚则泄薄，则通气，薄则发泄，厚则发热，壮火之气衰，少火之气壮，壮火食气，

病集

病得其因治之方效若論病而不論其所以病總屬僞造一概不錄

陰陽者天地之道也萬物之綱紀變化之父母生殺之本始神明之府也治病必求其本故積陽爲天積陰爲地陰靜陽躁陽生陰長陽殺陰藏陽化氣陰成形寒極生熱熱極生寒寒氣生濁熱氣生清清氣在下則生飧泄濁氣在上則生䐜脹此陰陽反作病之逆從也清陽爲天濁陰爲地地氣上爲雲天氣下爲雨雨出地氣雲出天氣故清陽出上竅濁陰出下竅清陽發腠理濁陰走五藏清陽實四支濁陰歸六府水爲陰火爲陽陽爲氣陰爲味味歸形形歸氣氣歸精精歸化精食氣形食味化生精氣生形味傷形氣傷精精化爲氣氣傷於味陰味出下竅陽氣出上竅味厚者爲陰薄爲陰之陽氣厚者爲陽薄爲陽之陰味厚則泄薄則通氣薄則發泄厚則發熱壯火之氣衰少火之氣壯壯火食氣

氣食少火壯火散氣少火生氣氣味辛甘發散爲陽酸苦湧泄爲陰陰勝則陽病陽勝則陰病陽勝則熱陰勝則寒重寒則熱重熱則寒寒傷形熱傷氣氣傷痛形傷腫風勝則動熱勝則腫燥勝則乾寒勝則浮濕勝則濡瀉天有四時五行以生長收藏以生寒暑燥濕風人有五藏化五氣以生喜怒悲憂恐故喜怒傷氣寒暑傷形暴怒傷陰暴喜傷陽厥氣上行滿脈去形喜怒不節寒暑過度生乃不固故重陰必陽重陽必陰故曰冬傷於寒春必温病春傷於風夏生飱泄夏傷於暑秋必痎瘧秋傷於濕冬生咳嗽

東方生風風生木木生酸酸生肝肝生筋筋生心肝主目其在天爲元在人爲道在地爲化化生五味道生智元生神神在天爲風在地爲木在體爲筋在藏爲肝在色爲蒼在音爲角在聲爲呼在變動爲握在竅爲目在味爲酸在志爲怒怒傷肝悲勝怒風傷筋燥勝風酸傷筋辛勝酸南方生熱熱生火火生苦苦生心心生血血生脾心主舌

气食少火，壮火散气，少火生气。气味辛甘，发散为阳，酸苦涌泄为阴，阴胜则阳病，阳胜则阴病，阳胜则热，阴胜则寒，重寒则热，重热则寒，寒伤形，热伤气，气伤痛，形伤肿，风胜则动，热胜则肿，燥胜则干，寒胜则浮，湿胜则濡泻。天有四时五行，以生长收藏，以生寒、暑、燥、湿、风。人有五藏，化五气，以生喜、怒、悲、忧、恐。故喜怒伤气；寒暑伤形；暴怒伤阴；暴喜伤阳；厥气上行，满脉去形。喜怒不节，寒暑过度，生乃不固。故重阴必阳，重阳必阴。故曰冬伤于寒，春必温病；春伤于风，夏生飧泄；夏伤于暑，秋必痎疟；秋伤于湿，冬生咳嗽。

东方生风，风生木，木生酸，酸生肝，肝生筋，筋生心。肝主目，其在天为元，在人为道，在地为化，化生五味。道生智，元生神，神在天为风，在地为木，在体为筋，在藏为肝，在色为苍，在音为角，在声为呼，在变动为握，在窍为目，在味为酸，在志为怒。怒伤肝，悲胜怒，风伤筋，燥胜风，酸伤筋，辛胜酸。南方生热，热生火，火生苦，苦生心，心生血，血生脾，心主舌。

其在天为热，在地为火，在体为脉，在藏为心，在色为赤，在音为徵，在声为笑，在变动为忧，在窍为舌，在味为苦，在志为喜。喜伤心，恐胜喜，热伤气，寒胜热。苦伤气，咸胜苦，中央生湿，湿生土，土生甘。甘生脾，脾生肉，肉生肺，脾主口。其在天为湿，在地为土，在体为肉，在藏为脾，在色为黄，在音为宫，在声为歌，在变动为哕，在窍为口，在味为甘，在志为思。思伤脾，怒胜思，湿伤肉。风胜湿，甘伤肉，酸胜甘。西方生燥，燥生金，金生辛，辛生肺，肺生皮毛，皮毛在肾，肺主鼻。其在天为燥，在地为金，在体为皮毛，在藏为肺，在色为白，在音为商，在声为哭，在变动为咳，在窍为鼻，在味为辛，在志为忧。忧伤肺，喜胜忧，热伤皮毛，寒胜热，辛伤皮毛，苦胜辛。北方生寒，寒生水，水生咸，咸生肾，肾生骨髓，髓生肝，肾主耳。其在天为寒，在地为水，在体为骨，在藏为肾，在色为黑，在音为羽，在声为呻，在变动为栗，在窍为耳，在味为咸，在志为恐。恐伤肾，思胜恐，寒伤血，燥胜寒，咸伤血，甘胜咸。故曰

其在天爲熱在地爲火在體爲脈在藏爲心在色爲赤在音爲徵在聲爲笑在變動爲憂在竅爲舌在味爲苦在志爲喜喜傷心恐勝喜熱傷氣寒勝熱苦傷氣鹹勝苦中央生濕濕生土土生甘甘生脾脾生肉肉生肺脾主口其在天爲濕在地爲土在體爲肉在藏爲脾在色爲黃在音爲宮在聲爲歌在變動爲噦在竅爲口在味爲甘在志爲思思傷脾怒勝思濕傷肉風勝濕甘傷肉酸勝甘西方生燥燥生金金生辛辛生肺肺生皮毛皮毛生腎肺主鼻其在天爲燥在地爲金在體爲皮毛在藏爲肺在色爲白在音爲商在聲爲哭在變動爲欬在竅爲鼻在味爲辛在志爲憂憂傷肺喜勝憂熱傷皮毛寒勝熱辛傷皮毛苦勝辛北方生寒寒生水水生鹹鹹生腎腎生骨髓髓生肝腎主耳其在天爲寒在地爲水在體爲骨在藏爲腎在色爲黑在音爲羽在聲爲呻在變動爲慄在竅爲耳在味爲鹹在志爲恐恐傷腎思勝恐寒傷血燥勝寒鹹傷血甘勝鹹故曰

天地者萬物之上下也陰陽者血氣之男女也左右者陰陽之道路也水火者陰陽之徵兆也陰陽者萬物之能始也故曰陰在內陽之守也陽在外陰之使也　天不足西北故西北方陰也而人右耳目不如左明也地不滿東南故東南方陽也而人左手足不如右強也　天氣通於肺地氣通於嗌風氣通於肝雷氣通於心谷氣通於脾雨氣通於腎陽之汗以天地之雨名之陽之氣以天地之疾風名之暴氣象雷逆氣象陽形不足者溫之以氣精不足者補之以味其高者因而越之其下者引而竭之中滿者寫之於內其有邪者漬形以爲汗其在皮者汗而發之其慓悍者按而收之其實者散而寫之審其陰陽以別柔剛陽病治陰陰病治陽定其血氣各守其鄉血實宜決之氣虛宜掣引之（陰陽大論）

彭按壯火亢陽也少火微陽也舊作君相解欠穩

天地者，万物之上下也；阴阳者，血气之男女也；左右者，阴阳之道路也；水火者，阴阳之徵兆也；阴阳者，万物之能始也。故曰阴在内，阳之守也；阳在外，阴之使也。天不足西北。故西北方阴也，而人右耳目不如左明也。地不满东南，故东南方阳也，而人左手足不如右强也。

天气通于肺，地气通于嗌，风气通于肝，雷气通于心，谷气通于脾，雨气通于肾。阳之汗，以天地之雨，名之阳之气，以天地之疾风，名之暴气。象雷逆气，象阳形不足者温之，以气精不足者补之，以味其高者，因而越之。其下者引而竭之，中满者写（泻）之于内。其有邪者，渍形以为汗。其在皮者，汗而发之。其慓悍者按而收之；其实者散而写（泻）之。审其阴阳，以别柔刚，阳病治阴，阴病治阳，定其血气，各守其乡。血实宜决之，气虚宜制引之（《阴阳大论》）。

【彭按】壮火亢阳也，少火微阳也，旧作君相解欠稳。

【又按】仲景《伤寒论》自叙云：撰用《素问》九卷，八十一难，《阴阳大论》，《胎胪药录》四种而不及《灵枢》，今《胎胪药录》不少，概见而《阴阳大论》一书，并入《素问》内，后人循名而论，自然《素问》是真，《灵枢》是假，及细读之《素问》内，不乏浅陋之语，而《灵枢》中亦有神化之言。要之《灵枢》即从《素问》之内分出无疑。

夫天以阴阳五行化生万物，气以成形而理亦赋焉。故天食人以五气，五气偏胜则病。地食人以五味，五味偏胜则病。人具五志，五志偏用则病。病变千端，总不能外此，而生其治之法，不过以所胜平之。真所谓要言不烦，入理最深者也，此本是专书，并非《素问》中一论，旦夕咀含，至味乃出。

太阴、阳明为表里，脾胃是也，生病而异，何也？曰：阴阳异位，更虚、更实、更逆、更从，或从内，或从外所从不同，故病异名也。阳者天气也，主外。阴者地气也，主内，阳道实，阴道虚，故犯贼风。虚邪者，阳受之，食饮不节，起居不时者，阴受之。阳受之，

又按仲景傷寒論自叙云撰用素問九卷八十一難陰陽大論胎臚藥錄四種而不及靈樞今胎臚藥錄不少概見而陰陽大論一書幷入素問內後人循名而論自然素問是眞靈樞是假及細讀之素問內不乏淺陋之語而靈樞中亦有神化之言要之靈樞卽從素問內分出無疑

夫天以陰陽五行化生萬物氣以成形而理亦賦焉故天食人以五氣五氣偏勝則病地食人以五味五味偏勝則病人具五志五志偏用則病病變千端總不能外此而生其治之法不過以所勝平之眞所謂要言不煩入理最深者也此本是專書並非素問中一論旦夕咀含至味乃出

太陰陽明爲表裏脾胃是也生病而異何也曰陰陽異位更虛更實更逆更從或從內或從外所從不同故病異名也陽者天氣也主外陰者地氣也主內陽道實陰道虛故犯賊風虛邪者陽受之食飲不節起居不時者陰受之陽受之

則入六府陰受之則入五藏入六府則身熱不時臥上爲喘呼入五藏則䐜滿閉塞下爲飧泄久爲腸澼喉主天氣咽主地氣陽受風氣陰受溼氣陰氣從足上行至頭而下行循臂至指端陽氣從手上行至頭而下行至足故陽病者上行極而下陰病者下行極而上傷於風者上先受之傷於溼者下先受之脾病而四肢不用何也曰四肢皆稟氣於胃而不得至經必因於脾乃得稟也今脾病不能爲胃行其津液四肢不得稟水穀氣氣日以衰脈道不利筋骨肌肉皆無氣以生故不用焉脾不主時何也曰脾者土也治中央常以四時長四藏各十八日寄治不得獨主於時也脾與胃以膜相連耳而能爲之行其津液何也曰足太陰者三陰也其脉貫胃屬脾絡嗌故太陰爲之行氣於三陰陽明者表也五藏六府之海也亦爲之行氣於三陽藏府各因其經而受氣於陽明故爲胃行其津液（素太陰陽明論）

则入六府。阴受之则入五藏，入六府，则身热不时卧，上为喘呼，入五藏则䐜满，闭塞下为飧泄，久为肠澼。喉主天气，咽主地气，阳受风气，阴受湿气。阴气从足上行至头，而下行循臂，至指端。阳气从手上行，至头而下行至足。故阳病者，上行极而下，阴病者，下行极而上。伤于风者，上先受之；伤于湿者，下先受之。脾病而四肢不用，何也？曰：四肢皆禀气于胃，而不得至经，必因于脾，乃得禀也。今脾病不能为胃行其津液，四肢不得禀水谷气，气日以衰，脉道不利，筋骨、肌肉皆无气以生，故不用焉。脾不主时，何也？曰：脾者土也，治中央，常以四时长四藏，各十八日寄治，不得独主于时也。脾与胃以膜相连耳，而能为之行其津液，何也？曰：足太阴者，三阴也，其脉贯胃，属脾、络嗌，故太阴为之行气于三阴。阳明者表也，五藏六府之海也，亦为之行气于三阳。藏府各因其经而受气于阳明，故为胃行其津液（《素·太阴阳明论》）。

仲景论中阳明病，欲作痼瘕，是阳明转太阴也。转属阳明，是太阴转阳明也。与篇中更实更虚之说正自相符，可信此为仲景所读之真经也。

东垣一生得力处全在此篇。

三阴三阳，明明指十二经言也。但经脉自手太阴交手阳明，手阳明交足阳明，足阳明交足太阴。阴阳相贯，如环无端，断无越阴而专行三阳，越阳而专行三阴之理。末段问答，疑系后人所续。

【又按】《神农本经》有健脾二字，而《素问》、《灵》、《难》缺焉，不讲彭偶见，蜂之酿蜜，日则取花，置窠，夜则张翅扇之，薨薨有声。花遂成蜜，因想脾在胃外，其中央以膜连胃两旁，悬空如翅时，时鼓扇以助胃底。真阳熏蒸消谷，则所谓健者乃动而不息之意也。此第率臆而谈，尚未知有当否。

今夫热病者，皆伤寒之类也，或愈，或死。其死皆以六七日之间，其愈皆以十日

仲景論中陽明病欲作痼瘕是陽明轉太陰也轉屬陽明是太陰轉陽明也與篇中更實更虛之說正自相符可信此爲仲景所讀之眞經也

東垣一生得力處全在此篇

三陰三陽明明指十二經言也但經脈自手太陰交手陽明手陽明交足陽明足陽明交足太陰陰陽相貫如環無端斷無越陰而專行三陽越陽而專行三陰之理末段問答疑係後人所續

又按神農本經有健脾二字而素問靈難缺焉不講彭偶見蜂之釀蜜日則取花置窠夜則張翅搧之薨薨有聲花遂成蜜因想脾在胃外其中央以膜連胃兩旁懸空如翅時時鼓搧以助胃底眞陽熏蒸消穀則所謂健者乃動而不息之意也此第率臆而談尚未知有當否

今夫熱病者皆傷寒之類也或愈或死其死皆以六七日之間其愈皆以十日

以上者何也曰巨陽者諸陽之屬也其脈連於風府故爲諸陽主氣也人之傷於寒也則爲病熱熱雖甚不死其兩感於寒而病者必不免於死傷寒一日巨陽受之故頭項痛腰脊強二日陽明受之陽明主肉其脈俠鼻絡於目故身熱目疼而鼻乾不得臥也三日少陽受之少陽主胆其脈循脇絡於耳故胸脇痛而耳聾三陽經絡皆受其病而未入於藏者故可汗而已四日太陰受之太陰脈布胃中絡於嗌故腹滿而嗌乾五日少陰受之少陰脈貫腎絡於肺繫舌本故口燥舌乾而渴六日厥陰受之厥陰脈循陰器而絡于肝故煩滿而囊縮三陰三陽五臟六腑皆受病榮衛不行五藏不通則死矣其不兩感於寒者七日巨陽病衰頭痛少愈八日陽明病衰身熱少愈九日少陽病衰耳聾微聞十日太陰病衰腹減如故則思飲食十一日少陰病衰渴止不滿舌乾已而嚔十二日厥陰病衰囊縱少腹微下大氣皆去病日已矣治之各通其藏脈病日衰已

以上者，何也？曰：巨阳者，诸阳之属也。其脉连于风府，故为诸阳主气也。人之伤于寒也，则为病热，热虽甚，不死。其两感于寒而病者，必不免于死。伤寒一日，巨阳受之，故头项痛，腰脊强。二日阳明受之，阳明主肉，其脉侠鼻络于目。故身热、目疼而鼻干，不得卧也。三日少阳受之，少阳主胆，其脉循胁络于耳，故胸胁痛而耳聋。三阳经络皆受其病，而未入于藏者，故可汗而已。四日太阴受之，太阴脉布胃中，络于嗌，故腹满而嗌干。五日少阴受之，少阴脉贯肾，络于肺，紧舌本，故口燥、舌干而渴。六日厥阴受之，厥阴脉循阴器而络于肝，故烦满而囊缩，三阴三阳、五脏六腑皆受病，荣卫不行，五藏不通，则死矣。其不两感于寒者。七日巨阳病衰，头痛少愈。八日阳明病衰，身热少愈。九日少阳病衰，耳聋微闻。十日太阴病衰，腹减如故，则思饮食。十一日少阴病衰，渴止不满，舌干已而嚏。十二日厥阴病衰，囊纵，少腹微下，大气皆去，病日已矣。治之各通其藏脉，病日衰已

矣。其未满三日者，可汗而已，其满三日者，可泄而已。病热少愈，食肉则复多，食则遗此其禁也。

两感于寒者，病一日则巨阳与少阴俱病，则头痛、口干而烦满。二日阳明与太阴俱病，则腹满、身热、不欲食、谵言。三日少阳与厥阴俱病，则耳聋、囊缩而厥，水浆不入，不知人。六日死，五藏已伤，六府不通，荣卫不行，如是之后三日乃死，何也？曰：阳明者，十二经脉之长也，其血气盛，故不知人。三日其气乃尽，凡病伤寒而成温者，先夏至日者为病温，后夏至日者为病暑，暑当与汗皆出，勿止（《素·热论》）。

此论热病也，伤寒有五，热病乃其一耳，余俱散失。彭将《难经》补之，具于诊集中。夫痎疟皆生于风，其畜作有时者，何也？曰：疟之始发也，先起于毫毛，伸欠乃作寒栗，鼓颔，腰脊俱痛。寒去则内外皆热，头痛如破，渴欲冷饮，何气使然？曰：阴阳上下交争，虚实更作，阴阳相移也，阳并于阴，则阴实而阳虚。阳明虚，则寒栗，

矣其未滿三日者可汗而已其滿三日者可泄而已病熱少愈食肉則復多食則遺此其禁也　兩感於寒者病一日則巨陽與少陰俱病則頭痛口乾而煩滿二日陽明與太陰俱病則腹滿身熱不欲食譫言三日少陽與厥陰俱病則耳聾囊縮而厥水漿不入不知人六日死五藏已傷六府不通榮衛不行如是之後三日乃死何也曰陽明者十二經脈之長也其血氣盛故不知人三日其氣乃盡　凡病傷寒而成温者先夏至日者爲病温後夏至日者爲病暑暑當與汗皆出勿止（素熱論）

此論熱病也傷寒有五熱病乃其一耳餘俱散失彭將難經補之具於診集中夫痎瘧皆生於風其畜作有時者何也曰瘧之始發也先起於毫毛伸欠乃作寒慄鼓頷腰脊俱痛寒去則內外皆熱頭痛如破渴欲冷飲何氣使然曰陰陽上下交爭虛實更作陰陽相移也陽幷於陰則陰實而陽虛陽明虛則寒慄

鼓頷也巨陽虛則腰背頭項痛三陽俱虛則陰氣勝陰氣勝則骨寒而痛寒生於內故中外皆寒陽盛則外熱陰虛則內熱外內皆熱則喘而渴故欲冷飲也此皆得之夏傷於暑熱氣盛藏於皮膚之內腸胃之外此營氣之所舍也此令人汗空疎腠理開因得秋氣汗出遇風及得之以浴水氣舍於皮膚之內與衛氣并居衛氣者晝日行於陽夜行於陰此氣得陽而外出得陰而內薄內外相薄是以日作其氣之舍深內薄於陰陽氣獨發陰邪內著陰與陽爭不得出是以間日而作也其作日晏與其日早者何氣使然曰邪氣客於風府循膂而下衞氣一日一夜大會於風府其明日日下一節故其作也晏下至骶骨其氣上行故作日益早也其間日發者由邪氣內薄於五藏橫連膜原也其道遠故間日乃作也先寒而後熱者先傷於寒而後傷於風名曰寒瘧先熱而後寒者先傷於風而後傷於寒名曰溫瘧其但熱而不寒者陰氣先絕陽氣獨發則少氣

鼓颔也；巨阳虚，则腰背、头项痛，三阳俱虚，则阴气胜。阴气胜，则骨寒而痛。寒生于内，故中外皆寒。阳盛则外热，阴虚则内热，外内皆热，则喘而渴。故欲冷饮也，此皆得之夏伤于暑，热气盛，藏于皮肤之内，肠胃之外，此营气之所舍也。此令人汗空疏，腠理开，因得秋气，汗出遇风及得之以浴水气，舍于皮肤之内，与卫气并居卫气者，昼日行于阳，夜行于阴，此气得阳而外出，得阴而内薄内外。相薄是以日作，其气之舍，深内薄于阴阳，气独发阴邪内著，阴与阳争不得出，是以间日而作也。其作日晏与其日早者何气使然，曰：邪气客于风府，循膂而下，卫气一日一夜大会于风府，其明日日下一节，故其作也。晏下至骶骨，其气上行，故作日益早也。其间日发者，由邪气内薄于五藏，横连膜原也。其道远，故间日乃作也。先寒而后热者，先伤于寒，而后伤于风，名曰寒疟。先热而后寒者，先伤于风而后伤于寒，名曰温疟。其但热而不寒者，阴气先绝，阳气独发，则少气

烦冤，手足热而欲呕，名曰瘅疟。经云：方其盛时必毁，因其衰也。事必大昌，疟之未发也。阴未并阳，阳未并阴，因而调之真气得安，邪气乃亡（《素·疟论》）。

风者善行而数变，藏于皮肤之间，内不得通，外不得泄。腠理开则洒然，寒闭则热而闷，其寒也则衰饮食，其热也则消肌肉，使人怢而不能食，名寒热。风气与阳明入胃，循脉而上至目内眦，其人肥则风气不得外泄，则为热中而目黄；人瘦则外泄而寒，则为寒中而泣出。风气由太阳而入，行诸脉俞，散于分肉之间，与卫气相干，其道不利，故使肌肉偾䐜而有疡；卫气有所凝而不行，故其肉有不仁也。风气客于脉而不去，营气热胕皮肤疡溃，其气不清，使鼻柱坏而色败，名曰疠风，或名寒热。风各从其门户所中，则为偏风，风气循风府而上，则为脑风，风入系头，则为目风，眼寒。饮酒中风，则为漏风。入房汗出中风，则为内风。新沐中风，则为首风。久风入中，则为肠风。飧泄外在腠理，则为泄风。故风者百病

煩寃手足熱而欲嘔名曰癉瘧經云方其盛時必毀因其衰也事必大昌瘧之未發也陰未并陽陽未并陰因而調之眞氣得安邪氣乃亡（素瘧論）

風者善行而數變藏於皮膚之間內不得通外不得泄腠理開則灑然寒閉則熱而悶其寒也則衰飲食其熱也則消肌肉使人怢慄而不能食名寒熱風氣與陽明入胃循脈而上至目內眥其人肥則風氣不得外泄則爲熱中而目黃人瘦則外泄而寒則爲寒中而泣出風氣由太陽而入行諸脈俞散於分肉之間與衛氣相干其道不利故使肌肉憤䐜而有瘍衛氣有所凝而不行故其肉有不仁也風氣客於脈而不去營氣熱胕皮膚瘍潰其氣不清使鼻柱壞而色敗名曰癘風或名寒熱風各從其門戶所中則爲偏風風氣循風府而上則爲腦風風入系頭則爲目風眼寒飲酒中風則爲漏風入房汗出中風則爲內風新沐中風則爲首風久風入中則爲腸風飧泄外在腠理則爲泄風故風者百病

之長變化無常也（素風論）

風寒濕三氣雜至合而爲痹也其風氣勝者爲行痹寒氣勝者爲痛痹濕氣勝者爲著痹也其風氣勝者易已其入藏者死（素痹論）

肺熱葉焦則皮毛虛弱急薄著則生痿躄也　心氣熱則下脈厥而上上則下脈虛虛則生脈痿樞折挈脛縱不任地也肝氣熱則胆泄口苦筋膜乾筋膜乾則筋急而攣發爲筋痿脾氣熱則胃乾而渴肌肉不仁發爲肉痿腎氣熱則腰脊不舉骨枯而髓減發爲骨痿肺者藏之長爲心之蓋也所求不得則發肺鳴鳴則肺熱葉焦故五藏因肺熱葉焦發爲痿躄也悲哀太甚則包絡絕絕則陽氣內動發則心下崩數溲血也大經空虛發爲肌痹傳爲脈痿思想無窮所願不得意淫於外入房太甚宗筋弛縱發爲筋痿及爲白淫生於肝使內也有漸於濕以水爲事肌肉濡漬痹而不仁發爲肉痿得之濕地也遠行勞倦大熱而

之长，变化无常也（《素·风论》）。

风、寒、湿三气杂至，合而为痹也，其风气胜者，为行痹。寒气胜者为痛痹，湿气胜者为著痹也，其风气胜者易已，其入藏者死（《素·痹论》）。

肺热叶焦，则皮毛虚弱，急薄著则生痿躄也。

心气热则下脉厥而上，上则下脉虚，虚则生脉痿，枢折挈胫纵不任地也。肝气热，则胆泄，口苦，筋膜干。筋膜干则筋急而挛，发为筋痿，脾气热则胃干而渴。肌肉不仁，发为肉痿，肾气热则腰脊不举，骨枯而髓减，发为骨痿。肺者藏之长，为心之盖也，所求不得，则发肺鸣。鸣则肺热，叶焦，故五藏因肺热叶焦发为痿躄也。悲哀太甚，则包络绝，绝则阳气内动，发则心下崩数溲血也。大经空虚，发为肌痹，传为脉痿，思想无穷，所愿不得意，淫于外，入房太甚，宗筋弛纵，发为筋痿及为白淫。生于肝使内也，有渐于湿，以水为事，肌肉濡渍，痹而不仁，发为肉痿，得之湿地也。远行劳倦，大热而

渴，阳气内伐，热舍于肾，水不胜火，骨枯而髓虚。故足不任身，发为骨痿，生于大热也。肺热者，色白而毛败。心热者，色赤而络脉溢。肝热者，色苍而爪枯。脾热者，色黄而肉蠕动。肾热者，色黑而齿槁。治痿独取阳明，何也？阳明者，五藏六府之海，主润宗筋，宗筋主束骨而利机关也。冲脉者，经脉之海也，主渗灌溪谷，与阳明合于宗筋，阴阳总宗筋之会，会于气街，而阳明为之长。皆属于带脉，而络于督脉。故阳明虚，则宗筋纵带脉不引，足痿不用也（《灵·终始》），

营气虚，则不仁，卫气虚则不用（《素·逆调论》）。

肺、心有邪，其气留于两肘。肝有邪，其气流于两腋。脾有邪，其气留于两髀。肾有邪，其气留于两腘（《灵·邪客》）。

血与气并走于上，则为大厥，厥则暴死，气复反则生，不反则死（《素·调经论》）。

渴陽氣内伐熱舍於腎水不勝火骨枯而髓虛故足不任身發爲骨痿生於大熱也肺熱者色白而毛敗心熱者色赤而絡脉溢肝熱者色蒼而爪枯脾熱者色黃而肉蠕動腎熱者色黑而齒槁治痿獨取陽明何也陽明者五藏六府之海主潤宗筋宗筋主束骨而利機關也衝脉者經脈之海也主滲灌谿谷與陽明合於宗筋陰陽總宗筋之會會於氣街而陽明爲之長皆屬於帶脈而絡於督脈故陽明虛則宗筋縱帶脈不引足痿不用也（素痿論）

手屈而不伸者其病在筋伸而不屈者其病在骨（靈終始）

營氣虛則不仁衛氣虛則不用（素逆調論）

肺心有邪其氣留於兩肘肝有邪其氣流於兩腋脾有邪其氣留於兩髀腎有邪其氣留於兩膕（靈邪客）

血與氣并走於上則爲大厥厥則暴死氣復反則生不反則死（素調經論）

所謂入中爲瘖者陽盛陰衰故爲瘖也內奪而厥則爲瘖痱此腎虛也少陰不至者厥也（陰衰之陰傳本悞作已音相近也〇素脈解）

大怒則形氣絕而血菀於上使人暴厥（暴傳本悞作薄音相近也〇素生氣通天論）

以上三節論厥病厥者逆也下脈逆而上也逆上則暴死據經所論一由於肝一由於腎初未嘗及於風也今人見此症俱稱中風而用風藥不知風藥多升益增其逆矣至若傷寒論中所稱之厥乃手足逆冷陰陽二氣不相順接之逆與此不同

起居不節用力過度則絡脈傷陽絡傷則血外溢血外溢則衄血陰絡傷則血內溢血內溢則後血腸胃之絡傷則血溢於腸外腸外有寒汁沫與血相摶則并合凝聚不得散而積成矣（素百病始生）

所谓入口为喑者，阳盛阴衰，故为喑也。内夺而厥，则为喑痱，此肾虚也。少阴不至者，厥也（阴衰之阴，传本误作已音，相近也〇《素·脉解》）。

大怒则形气绝，而血菀于上，使人暴厥（暴传本误作薄音相近也〇《素·生气通天论》）。

以上三节，论厥病，厥者逆也，下脉逆而上也，逆上则暴死。据经所论，一由于肝，一由于肾，初未尝及于风也。今人见此症，俱称中风而用风药，不知风药多升，益增其逆矣。至若《伤寒论》中所称之厥乃手足逆冷，阴阳二气不相顺接之逆，与此不同。

起居不节，用力过度，则络脉伤。阳络伤，则血外溢。血外溢，则衄血。阴络伤，则血内溢，血内溢，则后血。肠胃之络伤，则血溢于肠外，肠外有寒，汁沫与血相搏，则并合凝聚，不得散而积成矣（《素·百病始生》[1]）。

---

① 应为《灵枢·百病始生》——编者注。

久视伤血，久卧伤气，久坐伤肉，久立伤骨，久行伤筋，是谓五劳所伤（《素·宣明五气》）。

天有宿度，地有经水，人有经脉，天地温和，则经水安静。天寒地冻，则经水凝泣。天暑地热，则经水沸溢。卒风暴起，则经水波涌而陇起。夫邪之入于脉也，寒则血凝泣，暑则气淖泽，虚邪（即风邪）因而入客。亦如经水之得风也，经之动脉，其至也亦时陇起，其行于脉中循循然，其至寸口中手也，时大时小，则邪至小则平，其行无常处，在阴与阳不可为度（《素·离合真邪论》）。

怒则气上，喜则气缓，悲则气消，恐则气下，寒则气收，炅则气泄，惊则气乱，劳则气耗，思则气结，九气不同，何病之生。曰：怒则气逆，甚则呕血及飧泄，故气上矣。喜则气和，志达营卫通利，故气缓矣。悲则心系急，肺布叶举，而上焦不通，营卫不散，热气在中，故气消矣。恐则精隙，隙则上焦闭，闭则气还，还则下焦胀，故气

久視傷血久臥傷氣久坐傷肉久立傷骨久行傷筋是謂五勞所傷（素宣明五氣）

天有宿度地有經水人有經脈天地温和則經水安靜天寒地凍則經水凝泣天暑地熱則經水沸溢卒風暴起則經水波涌而隴起夫邪之入於脈也寒則血凝泣暑則氣淖澤虛邪（卽風邪）因而入客亦如經水之得風也經之動脈其至也亦時隴起其行於脈中循循然其至寸口中手也時大時小大則邪至小則平其行無常處在陰與陽不可爲度（素離合眞邪論）

怒則氣上喜則氣緩悲則氣消恐則氣下寒則氣收炅則氣泄驚則氣亂勞則氣耗思則氣結九氣不同何病之生曰怒則氣逆甚則嘔血及飧泄故氣上矣喜則氣和志達營衞通利故氣緩矣悲則心系急肺布葉舉而上焦不通營衞不散熱氣在中故氣消矣恐則精卻卻則上焦閉閉則氣還還則下焦脹故氣

不行矣寒則腠理閉氣不行故氣收矣熱則腠理開營衛通汗大泄故氣泄矣驚則心無所倚神無所歸慮無所定故氣亂矣勞則喘息汗出外內皆越故氣耗矣思則心有所存神有所歸正氣留而不行故氣結矣（素舉痛論）

人有逆氣不得臥而息有音者是陽明之逆也足陽明之脈下行今逆而上行故息有音也下經曰胃不和則臥不安此之謂也起居如故而息有音此肺之絡脈逆也絡脈之病人也微故起居如故也有不得臥臥則喘者是水氣之客也腎者水藏主津液并主臥與喘也（素逆調論）

五藏六府皆令人欬非獨肺也肺欬之狀欬而喘息有音甚則唾血心欬之狀欬則心痛喉中介介如梗狀甚則嗌腫喉痹肝欬之狀欬則兩脇下痛甚則不可以轉轉則兩胠下滿脾欬之狀欬而右脇下痛隱隱引肩背甚則不可以動動則欬劇腎欬之狀欬則腰背相引而痛甚則欬涎（素欬論）

不行矣。寒则腠理闭，气不行，故气收矣。热则腠理开，营卫通，汗大泄，故气泄矣。惊则心无所倚，神无所归，虑无所定，故气乱矣。劳则喘息汗出，外内皆越，故气耗矣。思则心有所存，神有所归，正气留而不行，故气结矣（《素·举痛论》）。

人有逆气，不得卧而息有音者，是阳明之逆也。足阳明之脉下行，今逆而上行，故息有音也。下经曰：胃不和则卧不安，此之谓也。起居如故而息有音，此肺之络脉逆也。络脉之病人也微，故起居如故也。有不得卧，卧则喘者，是水气之客也。肾者水藏，主津液，并主卧与喘也（《素·逆调论》）。

五藏六府皆令人欬，非独肺也。肺欬之状，欬而喘，息有音，甚则唾血。心欬之状，欬则心痛，喉中介介如梗状，甚则嗌肿、喉痹。肝欬之状，欬则两胁下痛，甚则不可以转，转则两胠下满。脾欬之状，欬而右胁下痛，隐隐引肩背，甚则不可以动，动则欬剧。肾欬之状，咳则腰背相引而痛，甚则欬涎（《素·欬论》）。

此非空谈也，考《经脉篇》，肝络注肺，肾脉入肺，心脉连肺，除本经自病外，三脏阴亏不能吸阳，致虚阳射肺作欬者颇多，细察脉证自得。

水与肤胀、鼓胀、肠覃、石瘕、石水，何以别之？曰：水始起也，目窠上微肿，如新卧起之状。其颈脉动时咳，阴股间寒，足胫肿，腹乃大，其水已成矣。以手按其腹，随手而起，如里水之状，此其候也。肤胀者，寒气客于皮肤之间，鼕鼕然不坚，腹大，身尽肿，皮厚，按其腹，窅而不起，腹色不变，此其候也。鼓胀者，腹胀身皆大，大与肤胀等也。色苍黄，腹筋起，此其候也。肠覃者，寒气客于肠外，与卫气相搏，气不得营，因有所系癖，而内著恶气乃起，息肉乃生，其始生也大如鸡卵，稍以益大，至其成如怀子之状。久者离岁，按之则坚，推之则移，月事以时下，石瘕生于胞中，寒气客于子门，子门闭塞，气不得通，恶血当泻不泻，衃以留止，日以益大，状如怀子，月事不以时下，皆生于女子，可道而下（《灵·水胀》）。

此非空談也考經脈篇肝絡注肺腎脈入肺心脈連肺除本經自病外三臟陰虧不能吸陽致虛陽射肺作欬者頗多細察脈證自得

水與膚脹鼓脹腸覃石瘕石水何以別之曰水始起也目窠上微腫如新臥起之狀其頸脈動時欬陰股間寒足脛腫腹乃大其水已成矣以手按其腹隨手而起如裹水之狀此其候也膚脹者寒氣客於皮膚之間鼕鼕然不堅腹大身盡腫皮厚按其腹窅而不起腹色不變此其候也鼓脹者腹脹身皆大大與膚脹等也色蒼黃腹筋起此其候也腸覃者寒氣客於腸外與衛氣相搏氣不得營因有所繫癖而內著惡氣乃起息肉乃生其始生也大如鷄卵稍以益大至其成如懷子之狀久者離歲按之則堅推之則移月事以時下石瘕生於胞中寒氣客於子門子門閉塞氣不得通惡血當瀉不瀉衃以留止日以益大狀如懷子月事不以時下皆生於女子可道而下（靈水脹）

帝曰其有不從毫毛生五藏陽已竭也津液充郭其魄獨居精孤於內氣耗於外形不可與衣相保此四極急而動中是氣拒於內而形施於外治之奈何岐伯曰平治于權衡去宛陳莝微動四極温衣繆刺其處以復其形開鬼門潔淨府精以時服五陽已布疏滌五藏故精自生形自盛骨肉相保巨氣乃平（素湯液醪醴）

腎者胃之關也關門不利故聚水而從其類也其本在腎其末在肺皆聚水也（素水熱穴）

面腫曰風足脛腫曰水目黃者黃疸已食如饑者胃疸（素平人氣象）

陽引而上衛外者也因於寒欲如運樞起居如驚神氣乃浮因於暑汗煩則喘喝靜則多言體若燔炭汗出而散因於濕首如裹濕熱不攘大筋緛短小筋弛長緛短爲拘弛長爲痿因於氣爲腫四維相代陽氣乃竭陽氣者煩勞則張精

帝曰：其有不从毫毛生，五藏阳已竭也。津液充郭，其魄独居，精孤于内，气耗于外，形不可与衣相保，此四极急而动中，是气拒于内，而形施于外。治之奈何？岐伯曰：平治于权衡，去宛陈莝，微动四极，温衣，缪刺其处，以复其形，开鬼门，洁净府，精以时服，五阳已布，疏涤五藏。故精自生，形自盛，骨肉相保，巨气乃平（《素·汤液醪醴》）。

肾者胃之关也，关门不利，故聚水而从其类也。其本在肾，其末在肺，皆聚水也（《素·水热穴》）。

面肿曰风，足胫肿曰水，目黄者，黄疸已，食如饥者，胃疸（《素·平人气象》）。

阳引而上，卫外者也。因于寒，欲如运枢起居，如惊神气乃浮，因于暑汗烦，则喘喝。静则多言，体若燔炭，汗出而散，因于湿，首如裹湿，热不攘，大筋缩短，小筋弛长，软短为拘，弛长为痿，因于气为肿，四维相代，阳气乃竭。阳气者，烦劳则张，精

绝辟积于夏，使人煎厥，目盲，不可以视。耳闭不可以听，溃溃乎若坏都，汩汩（汩汩）乎不可止。有伤于筋，纵其若不容汗出偏沮，使人偏枯。汗出见湿，乃生痤痱，膏粱之变，足生大丁，受如持虚。劳汗当风，寒薄为皶，郁乃痤。阳气者，精则养神，柔则养筋，开阖不得，寒气从之，乃生大偻。陷脉为瘘，留连肉腠，俞气化薄，传为善畏，及为惊骇，营气不从，逆于肉理，乃生痈肿。魄汗未尽，形弱而气铄，穴俞以闭，发为风疟。故风者百病之始也，清净则肉腠闭拒，虽有大风苛毒，弗之能害。此因时之序也。阴者，藏精而起亟（二字疑误）也。阳者，卫外而为固也。阴不胜其阳，则脉流疾薄，并乃狂，阳不胜其阴，则五藏气争，九窍不通。风客淫气，精乃亡，邪伤肝也。因而饱食，筋脉横解，肠澼为痔。因而大饮，则气逆。因而强力，肾气乃伤，高骨乃坏。凡阴阳之要，阳密乃固，阳强不能密，阴气乃绝，阴平阳秘，精神乃治。阴阳离决，精气乃绝（《素·生气通天》）。

絕辟積於夏使人煎厥目盲不可以視耳閉不可以聽潰潰乎若壞都汨汨乎不可止　有傷於筋縱其若不容汗出偏沮使人偏枯汗出見濕乃生痤痱膏粱之變足生大丁受如持虛勞汗當風寒薄爲皶鬱乃痤陽氣者精則養神柔則養筋開闔不得寒氣從之乃生大僂陷脈爲瘻留連肉腠俞氣化薄傳爲善畏及爲驚駭營氣不從逆於肉理乃生癰腫魄汗未盡形弱而氣鑠穴俞以閉發爲風瘧故風者百病之始也清淨則肉腠閉拒雖有大風苛毒弗之能害此因時之序也　陰者藏精而起亟（二字疑悮）也陽者衞外而爲固也陰不勝其陽則脈流疾薄并乃狂陽不勝其陰則五藏氣爭九竅不通　風客淫氣精乃亡邪傷肝也因而飽食筋脈橫解腸澼爲痔因而大飲則氣逆因而强力腎氣乃傷高骨乃壞凡陰陽之要陽密乃固　陽强不能密陰氣乃絕陰平陽秘精神乃治陰陽離决精氣乃絕（素生氣通天）

二陽（陽明）之病發心脾有不得隱曲女子不月其傳爲風消其傳爲息賁者死不治三陽（太陽）爲病發寒熱下爲癰腫及爲痿厥腨痟其傳爲索澤其傳爲頹疝一陽（少陽）發病少氣善欬善泄其傳爲心掣其傳爲隔二陽一陰（厥陰）發病主驚駭背痛善噫善欠名曰風厥二陰（少陰）一陽發病善脹心滿善氣三陽三陰（太陰）發病爲偏枯痿易四肢不舉（素陰陽別論）

彭按二陽指陽明經言不指臟腑言二陽之病發心脾者陽明爲多血之經而血乃水穀之精氣假心火煆煉而成憂愁思慮傷心困及其子不嗜飲食血即無以資生而陽明病矣夫前陰總宗筋之所會會於氣街而陽明爲之長故陽明病則陽事衰而不得隱曲也太衝爲血海並陽明之經而行故陽明病則衝脈衰而女子不月也

二阳（阳明）之病发心脾，有不得隐曲。女子不月，其传为风消，其传为息贲者，死不治。三阳（太阳）为病发寒热，下为痈肿，及为痿厥腨痟，其传为索泽，其传为颓疝。一阳（少阳）发病，少气，善欬，善泄，其传为心掣，其传为隔。二阳一阴（厥阴）发病，主惊骇，背痛，善噫，善欠，名曰风厥。二阴（少阴）一阳发病，善胀，心满，善气。三阳三阴（太阴）发病，为偏枯痿易，四肢不举（《素·阴阳别论》）。

【彭按】二阳指阳明，经言，不指脏腑，言二阳之病，发心脾者。阳明为多血之经，而血乃水谷之精气，假心火煅炼而成忧愁，思虑，伤心，困及其子不嗜饮食，血即无以资生，而阳明病矣。夫前阴总宗筋之所会，会于气街而阳明为之长。故阳明病，则阳事衰而不得隐曲也。太冲为血海，并阳明之经而行。故阳明病，则冲脉衰，而女子不月也。

心移寒于肺，肺消，肺消者饮一溲二，死不治。肺移寒于肾，为涌水，涌水者，按腹不坚，疾行则鸣，濯濯如囊里浆水，气客于大肠也。

心移热于肺，传为鬲消。胞移热于膀胱，则癃溺血。膀胱移热于小肠，鬲肠不便，上为口糜。大肠移热于胃，善食而瘦，谓之食亦。胃移热于胆，亦曰食亦。胆移热于脑，则辛頞鼻渊；鼻渊者，浊涕下不止也，传为衄衊瞑目（《素·气厥论》）。

少阴气至，则啮颊，阳明气至，则啮唇（《灵·口问》）。

泄凡有五，胃泄者，饮食不化，色黄（饮食入胃，从胃至小肠，渐渐变化，未及变化而出，知其病在胃。胃乃脾之府，属土，故色黄）。脾泄者，腹胀满，泄注，食即呕吐，逆（即太阴病也，论云：太阴之为病，腹满而吐食不下，自利益甚时，腹自痛）。大肠泄者，食已窘迫，大便色白，肠鸣，切痛（大肠乃肺之府，属金，故色白）。小肠泄者，溲而便脓血，少腹痛（小肠为心之府，属火，故便脓血，溲谓小便

心移寒於肺肺消肺消者飲一溲二死不治肺移寒於腎爲涌水涌水者按腹不堅疾行則鳴濯濯如囊裹漿水氣客於大腸也　心移熱於肺傳爲鬲消胞移熱於膀胱則癃溺血膀胱移熱於小腸鬲腸不便上爲口糜大腸移熱於胃善食而瘦謂之食亦胃移熱於膽亦曰食亦膽移熱於腦則辛頞鼻淵鼻淵者濁涕下不止也傳爲衄衊瞑目（素氣厥論）

少陰氣至則齧舌少陽氣至則齧頰陽明氣至則齧唇（靈口問）

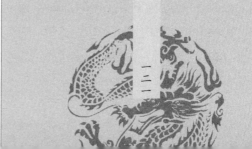

泄凡有五胃泄者飲食不化色黃（飲食入胃從胃至小腸漸漸變化未及變化而出知其病在胃　胃乃脾之府屬土故色黃）脾泄者腹脹滿泄注食卽嘔吐逆（卽太陰病也論云太陰之爲病腹滿而吐食不下自利益甚時腹自痛）大腸泄者食已窘迫大便色白腸鳴切痛（大腸乃肺之府屬金故色白一小腸泄者溲而便膿血少腹痛（小腸爲心之府屬火故便膿血溲謂小便

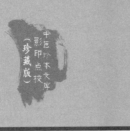

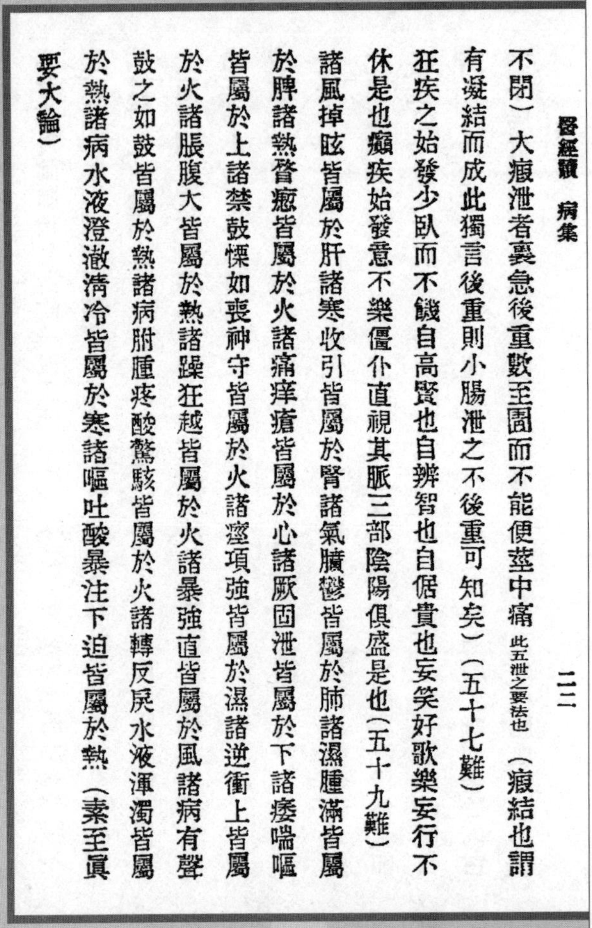
不閉）大瘕泄者裏急後重數至圊而不能便莖中痛 此五泄之要法也（瘕結也謂有凝結而成此獨言後重則小腸泄之不後重可知矣）（五十七難）

狂疾之始發少臥而不饑自高賢也自辨智也自倨貴也妄笑好歌樂妄行不休是也癲疾始發意不樂僵仆直視其脈三部陰陽俱盛是也（五十九難）

諸風掉眩皆屬於肝諸寒收引皆屬於腎諸氣膹鬱皆屬於肺諸濕腫滿皆屬於脾諸熱瞀瘛皆屬於火諸痛痒瘡皆屬於心諸厥固泄皆屬於下諸痿喘嘔皆屬於上諸禁鼓慄如喪神守皆屬於火諸痙項強皆屬於濕諸逆衝上皆屬於火諸脹腹大皆屬於熱諸躁狂越皆屬於火諸暴強直皆屬於風諸病有聲鼓之如鼓皆屬於熱諸病胕腫疼酸驚駭皆屬於火諸轉反戾水液渾濁皆屬於熱諸病水液澄澈清冷皆屬於寒諸嘔吐酸暴注下迫皆屬於熱（素至眞要大論）

不闭）。大瘕泄者，里急后重，数至圊而不能便，茎中痛。此五泄之要法也（瘕结也，谓有凝结而成此，独言后重，则小肠泄之不后重，可知矣）（五十七难）。

狂疾之始发，少卧而不饥，自高贤也，自辨智也，自倨贵也，妄笑好歌乐，妄行不休是也。癫疾始发，意不乐，僵仆、直视，其脉三部阴阳俱盛是也（五十九难）。

诸风掉眩，皆属于肝，诸寒收引，皆属于肾。诸气膹郁，皆属于肺。诸湿肿满，皆属于脾。诸热瞀瘛，皆属于火。诸痛痒疮，皆属于心。诸厥固泄，皆属于下。诸痿喘呕，皆属于上。诸禁鼓栗，如丧神守，皆属于火。诸痉项强，皆属于湿。诸逆冲上，皆属于火。诸胀腹大，皆属于热。诸躁狂越，皆属于火。诸暴强直，皆属于风。诸病有声，鼓之如鼓，皆属于热。诸病胕肿，疼酸惊骇，皆属于火。诸转反戾，水液浑浊，皆属于热。诸病水液，澄沏清冷，皆属于寒。诸呕吐酸，暴注下迫，皆属于热（《素·至真要大论》）。

此十九条乃业医之捷径也，历代名医无不熟读。引用河间刘氏，尤奉为至宝，疏为直格。彭窃疑之，何则病同而虚实寒热不尽同。所以望、闻、问、切不可偏废，既见一证，必须合诸现证而参观之，而后病之真情始得。若以皆属两字概之，则立十九方治之足矣。察脉辨证，俱为虚设，治病果若是之易，易耶。即如诸胀腹大，实则为阳明，属热虚，则为太阴属寒，何可云皆属于火。诸胕肿有水之始起，属肾藏虚寒，更有气虚下坠，湿气外侵，何可云皆属于火。诸病有声，鼓之如鼓，如果皆属于火，何仲景于腹中雷鸣下利偏用生姜泻心汤，寒热并施也。诸病水液，澄沏清冷，如果皆属于寒，何仲景于下利清水，色纯青，口干舌燥者，且用大承气汤急下之也。诸呕吐酸一症，丹溪主火，东垣主寒，施之于病，各有应验，则皆属于热之说亦良非定论矣。种种一偏之见，实出粗工伪造，彭细拈出，与有识者共商之。

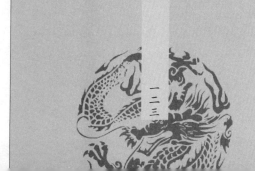

此十九條乃業醫之捷徑也歷代名醫無不熟讀引用河間劉氏尤奉爲至寶疏爲直格彭竊疑之何則病同而虛實寒熱不盡同所以望聞問切不可偏廢既見一證必須合諸現證而參觀之而後病之眞情始得若以皆屬兩字槩之則立十九方治之足矣察脈辨證俱爲虛設治病果若是之易易耶即如諸脹腹大實則爲陽明屬熱虛則爲太陰屬寒何可云皆屬於火諸胕腫有水之始起屬腎藏虛寒更有氣虛下墜濕氣外侵何可云皆屬於火諸病有聲鼓之如鼓如果皆屬於火何仲景於腹中雷鳴下利偏用生薑瀉心湯寒熱並施也諸病水液澄澈清冷如果皆屬於寒何仲景於下利清水色純青口乾舌燥者且用大承氣湯急下之也諸嘔吐酸一症丹溪主火東垣主寒施之於病各有應驗則皆屬於熱之說亦良非定論矣種種一偏之見實出麤工僞造彭細拈出與有識者共商之

醫經讀病集終

医经读病集终

诊集

病不出外，因五气相感，内因脏腑偏胜，诊得其因，方可诊治。若云某脉头痛，某脉脚痛，不及病因者，徒夸不问知患，暂骇人听，终无实效，既置不录。

尺内两旁，则季胁也，尺外以候肾，尺内以候腹。中附上，左外以候肝，内以候鬲。右外以候胃，内以候脾，上附上，右外以候肺，内以候胸中，左外以候心，内以候膻中。前以候前，后以候后。上竟上者，胸喉中事也。下竟下者，少腹、腰股、膝胫足中事也（《素·脉要精微》）。

此分候五脏之定位也，其内外两字难解。一说诊脉，其手必伸，当以近尺泽处为内，近鱼际处为外。若然则肝在鬲下，而云外以候肝，内以候鬲，心在膻中之下而云外以候心，内以候膻中，则与上以候上，下以候下之说左矣。一说人之端拱，则当以近尺泽处为外，近鱼际处为内，若然则心肝两句与上

診集

病不出外因五氣相感內因臟腑偏勝診得其因方可論治若云某脈頭痛某脈脚痛不及病因者徒誇不問知患暫駭人聽終無實效槩置不錄

尺內兩旁則季脇也尺外以候腎尺內以候腹中附上左外以候肝內以候鬲右外以候胃內以候脾上附上右外以候肺內以候胸中左外以候心內以候膻中前以候前後以候後上竟上者胸喉中事也下竟下者少腹腰股膝脛足中事也（素脈要精微）

此分候五藏之定位也其內外兩字難解一說診脈其手必伸當以近尺澤處爲內近魚際處爲外若然則肝在鬲下而云外以候肝內以候鬲心在膻中之下而云外以候心內以候膻中則與上以候上下以候下之說左矣一說人之端拱則當以近尺澤處爲外近魚際處爲內若然則心肝兩句與上

以候上下以候下適相合而與前以候前後以候後不相謀矣彭竊以爲內外者卽前以候前後以候後也蓋人身背爲陽腹爲陰人垂兩手以掌向前則手之三陰在前三陽在後與腹背相應近身後爲外其脈應在沉部以沉脈近後故也近身前爲內其脈應在浮部以浮脈近前故也如腎與腹中同在尺部上見而腎在腹中之後故尺之沉部候腎尺之浮部候腹中附上者掌後寸許按之有高骨隴起是也卽名關上肝與鬲同在左附上見而肝在鬲之後故左附上沉部候肝浮部候鬲脾與胃同在右附上見而脾在胃之前故右附上沉部候胃浮部候脾上附上卽寸部也肺近後胸近前故右上附沉部候肺浮部候胸中心近後膻中近前故左上附沉部候心浮部候膻中如是則前後俱合矣

獨小者病獨大者病獨疾者病獨遲者病獨熱（疑作滑）者病獨寒（疑作

以候上，下以候下适相合，而与前以候前，后以候后不相谋矣。彭窃以为，内外者，即前以候前，后以候后也。盖人身背为阳，腹为阴，人垂两手，以掌向前，则手之三阴在前，三阳在后，与腹背相应。近身后为外，其脉应在沉部，以沉脉近后故也。近身前为内，其脉应在浮部以浮脉近前故也。如肾与腹中同在尺部上见，而肾在腹中之后，故尺之沉部候肾，尺之浮部候腹，中附上者掌后寸许，按之有高骨陇起是也，即名关上。肝与鬲同在左附上见，而肝在鬲之后，故左附上沉部候肝，浮部候鬲，脾与胃同在右附上见，而脾在胃之前，故右附上沉部候胃，浮部候脾，上附上，即寸部也。肺近后胸近前，故右上附沉部候肺，浮部候胸，中心近后膻中近前。故左上附沉部候心，浮部候膻中。如是则前后俱合矣。

独小者病，独大者病，独疾者病，独迟者病，独热（疑作滑）者病，独寒（疑作

涩）者病，独陷下者病（《素·三部九候》）。

此数语乃诊病之要诀，鄙者恐世尽知竟以寒热易去，经文二字殊属无解。诸急多寒，缓者多热，大者多气少血，小者血气皆少，滑者阳气盛微有热，涩者多血少气微有寒（《灵·邪气脏腑病形》）。

急紧也，非弦也。仲景云：脉浮而紧者，名曰弦也。弦者，状如弓弦，按之不移也。脉紧者，如转索之无常也。缓者弱也，非迟也，故主热。

尺寸者，脉之大要会也。从关至尺，名尺内，阴之所治也；从关至鱼名寸口，阳之所治也（二难）。

尺寸分阴阳，仲景亦宗此法。

关之前者，阳之动也，当见九分而浮，过曰太过，减曰不及，上鱼为溢，为外关内格，此阴乘脉也。关以后者，阴之动也，当见一寸而沉，过曰太过，减曰不及，入尺

澀）者病獨陷下者病（素三部九候）

此數語乃診病之要訣鄙者恐世盡知竟以寒熱易去經文二字殊屬無解

諸急多寒緩者多熱大者多氣少血小者血氣皆少滑者陽氣盛微有熱澀者多血少氣微有寒（靈邪氣臟腑病形）

急緊也非弦也仲景云脈浮而緊者名曰弦也弦者狀如弓弦按之不移也脈緊者如轉索之無常也緩者弱也非遲也故主熱

尺寸者脈之大要會也從關至尺名尺內陰之所治也從關至魚名寸口陽之所治也（二難）

尺寸分陰陽仲景亦宗此法

關之前者陽之動也當見九分而浮過曰太過減曰不及上魚爲溢爲外關內格此陰乘脈也關以後者陰之動也當見一寸而沉過曰太過減曰不及入尺

爲覆爲內關外格此陽乘脈也是眞藏之脈不病而死也（三難）

覆溢爲眞眞藏死脈未必盡應其尺寸應見長短不可不知故錄之

呼出心與肺吸入腎與肝呼吸之間脾受穀味也其脈在中浮者陽也沉者陰也心肺俱浮浮而大散者心也浮而短濇者肺也腎肝俱沉牢而長者肝也按之濡舉指來實者腎也脾在中州故脈亦在中六脈者浮沉長短滑濇也浮滑長陽也沉短濇陰也脈有一陰一陽者沉而滑也一陰二陽者沉而滑長也一陰三陽者浮滑而長時一沉也各以其經名病逆從也（四難）

首四句乃人身機括靈動處當細玩之

脈有伏匿者謂脈居陰部而反陽脈見者爲陽乘陰也雖時沉濇而短此陽中伏陰也脈居陽部而反陰脈見者爲陰乘陽也雖時浮滑而長此陰中伏陽也重陽者狂重陰者癲脫陽者見鬼脫陰者目盲（二十難）

为覆，为内关外格，此阳乘脉也。是真藏之脉，不病而死也（三难）。

覆溢为真，真藏死，脉未必尽，应其尺寸应见长短，不可不知，故录之。

呼出，心与肺吸入，肾与肝，呼吸之间，脾受谷味也。其脉在中，浮者阳也，沉者阴也，心肺俱浮。浮而大散者心也；浮而短涩者肺也；肾肝俱沉牢而长者肝也；按之濡，举指来实者肾也。脾在中州，故脉亦在中。六脉者，浮、沉、长、短、滑、涩也，浮、滑、长，阳也，沉、短、涩，阴也。脉有一阴一阳者，沉而滑也；一阴二阳者，沉而滑长也；一阴三阳者，浮滑而长时一沉也。各以其经名病，逆从也（四难）。

首四句，乃人身机括灵动处，当细玩之。

脉有伏匿者，谓脉居阴部而反阳脉见者，为阳乘阴也。虽时沉涩而短，此阳中伏阴也。脉居阳部而反阴脉见者，为阴乘阳也。虽时浮滑而长，此阴中伏阳也。重阳者狂，重阴者癫，脱阳者见鬼，脱阴者目盲（二十难）。

初持脉时，如三菽之重，与皮毛相得者，肺部也。如六菽之重，与血脉相得者，心部也。如十二菽之重，与筋平者，肝部也。按之至与骨，举指来疾者，肾部也（五难）。

浮之损小，沉之实大，阴盛阳虚也。沉之损小，浮之实大，阳盛阴虚也（六难）。

春弦、夏钩、秋毛、冬石者，四时之脉也。春脉濡弱而长，故曰弦；夏脉来疾去迟，故曰钩秋，脉轻虚以浮，故曰毛；冬脉沉濡而滑，故曰石（十五难）。

春脉如弦，春脉者肝也，东方木也，万物之所以始生也。其来濡弱，轻虚而滑，端直以长，故曰弦。若来实而强，此为太过，病在外。其来不实而微，此为不及。病在中，太过则令人善忘，忽忽眩冒而颠疾。其不及，则令人胸痛引背下，则两胁胠满。夏脉如钩，夏脉者，心也，南方火也。万物之所以盛长也，其来盛去衰，故曰钩。若来盛去亦盛，此为太过。病在外，其来不盛去反盛，此为不及。病在中，太过

初持脈時如三菽之重與皮毛相得者肺部也如六菽之重與血脈相得者心部也如十二菽之重與筋平者肝部也按之至與骨舉指來疾者腎部也（五難）

浮之損小沉之實大陰盛陽虛也沉之損小浮之實大陽盛陰虛也（六難）

春弦夏鉤秋毛冬石者四時之脈也春脈濡弱而長故曰弦夏脈來疾去遲故曰鉤秋脈輕虛以浮故曰毛冬脈沉濡而滑故曰石（十五難）

春脈如弦春脈者肝也東方木也萬物之所以始生也其來濡弱輕虛而滑端直以長故曰弦若來實而強此爲太過病在外其來不實而微此爲不及病在中太過則令人善忘忽忽眩冒而顛疾其不及則令人胸痛引背下則兩脇胠滿 夏脈如鉤夏脈者心也南方火也萬物之所以盛長也其來盛去衰故曰鉤若來盛去亦盛此爲太過病在外其來不盛去反盛此爲不及病在中太過

則令人身熱而膚痛爲浸淫其不及則令人煩心上見欬唾下爲氣泄　秋脈如浮秋脈者肺也西方金也萬物之所以收成也其來輕虛以浮來急去散故曰浮若來毛而中央堅兩旁虛此爲太過病在外其來毛而微此爲不及病在中太過則令人逆氣而背痛慍慍然其不及則令人喘呼吸少氣而欬上氣見血下聞病音　冬脈如營冬脈者腎也北方水也萬物之所以合藏也其來沉以搏故曰營若來如彈石此爲太過病在外其去如數者此爲不及病在中太過則令人解㑊脊脈痛而少氣不欲言其不及則令人心懸如病飢䏚中淸脊中痛少腹滿小便變　脾脈者土也孤藏以灌四旁者也善者不得見惡者可見其來如水之流者此爲太過病在外如鳥之喙者此爲不及病在中太過則令人四支不舉其不及則令人九竅不通名曰重強（素玉機眞藏）

春胃微弦曰平弦多胃少曰肝病但弦無胃曰死（脈弱以滑是有胃氣出素

则令人身热而肤痛，为浸淫，其不及则令人烦心，上见欬唾，下为气泄。秋脉如浮，秋脉者肺也，西方金也。万物之所以收成也，其来轻虚以浮，来急去散，故曰浮。若来毛而中央坚，两旁虚，此为太过，病在外。其来毛而微，此为不及，病在中。太过则令人逆气而背痛，愠愠然。其不及，则令人喘，呼吸少气而咳，上气见血，下闻病音。

冬脉如营，冬脉者肾也，北方水也，万物之所以合藏也，其来沉以搏，故曰营。若来如弹石，此为太过，病在外，其去如数者，此为不及，病在中。太过则令人解㑊，脊脉痛而少气，不欲言；其不及，则令人心悬如病饥，䏚中清，脊中痛，少腹满，小便变。

脾脉者，土也，孤藏以灌四方者也。善者不得见，恶者可见，其来如水之流者，此为太过，病在外。如鸟之喙者，此为不及，病在中。太过则令人四支不举，其不及则令人九窍不通，名曰重强，（《素·玉机真藏》）。

春胃微弦曰平，弦多胃少曰肝病，但弦无胃曰死（脉弱以滑，是有胃气出，《素

问·玉机真藏》）。胃而有毛曰秋病，毛甚曰今病，藏真散于肝，肝藏筋膜之气也。夏胃微钩，曰平，钩多胃少曰心病，但钩无胃曰死。胃而有石，曰冬病，石甚曰今病。藏真通于心，心藏血脉之气也。长夏胃微软弱，曰平，弱多胃少曰脾病，但代无胃曰死。耎弱有石曰冬病，石甚曰今病，藏真濡于脾，脾藏肌肉之气也。秋胃微毛曰平，毛多胃少曰肺病，但毛无胃曰死。毛而有弦曰春病，弦甚曰今病，藏真高于肺，以行营卫阴阳也。冬胃微石曰平，石多胃少曰肾病，但石无胃曰死。石而有钩曰夏病，钩甚曰今病，藏真下于肾，肾藏骨髓之气也（《素·平人气象》）。

经言：见其色而不得其脉，反得相胜之脉者即死，得相生之脉者，病即是已。何谓也？曰：五藏有五色，皆见于面，当与脉相应。假令色青，脉当弦而急；色赤，脉当浮大而散；色黄，脉当中缓而大；色白，脉当浮涩而短；色黑，脉当沉濡而滑。此为

問玉機眞藏）胃而有毛曰秋病毛甚曰今病藏眞散於肝肝藏筋膜之氣也夏胃微鉤曰平鉤多胃少曰心病但鉤無胃曰死胃而有石曰冬病石甚曰今病藏眞通於心心藏血脈之氣也長夏胃微軟弱曰平弱多胃少曰脾病但代無胃曰死耎弱有石曰冬病石甚曰今病藏眞濡於脾脾藏肌肉之氣也秋胃微毛曰平毛多胃少曰肺病但毛無胃曰死毛而有弦曰春病弦甚曰今病藏眞高於肺以行營衛陰陽也冬胃微石曰平石多胃少曰腎病但石無胃曰死石而有鉤曰夏病鉤甚曰今病藏眞下於腎腎藏骨髓之氣也（素平人氣象）

經言見其色而不得其脈反得相勝之脈者卽死得相生之脈者病卽是已何謂也曰五藏有五色皆見於面當與脈相應假令色青脈當弦而急色赤脈當浮大而散色黃脈當中緩而大色白脈當浮濇而短色黑脈當沉濡而滑此爲

醫經讀　診集　七

相應也五藏各有聲色臭味皆當與脈相應其不應者病也假令色青（肝木）其脈浮濇而短（肺金尅肝木）若大而緩（脾土肝木尅之）爲相勝或浮大而散（心火乃肝木所生）或小而滑（腎水能生肝木）爲相生也（十三難）

十變言肝色青其臭臊其味酸其聲呼其液泣　心色赤其臭焦其味苦其聲言其液汗　脾色黄其臭香其味甘其聲歌其液涎　肺色白其臭腥其味辛其聲哭其液涕　腎色黑其臭腐其味鹹其聲呻其液唾（三十四難）

肝主色心主臭脾主味肺主聲腎主液（四十難）

假令得肝脈其外證善潔面青善怒其內證齊左有動氣按之牢若痛其病四支滿閉淋溲便難轉筋有是者肝也無是者非也　假令得心脈其外證面赤口乾善笑其內證齊上有動氣按之牢若痛其病煩心心痛掌中熱而啘有是

相应也。五藏各有声、色、臭、味，皆当与脉相应，其不应者病也。假令色青（肝木），其脉浮涩而短（肺金克肝木）。若大而缓（脾土肝木克之）为相胜，或浮大而散（心火乃肝木所生），或小而滑（肾水能生肝木），为相生也（十三难）。

《十变》言：肝色青，其臭臊，其味酸，其声呼，其液泣，心色赤，其臭焦，其味苦，其声言，其液汗。脾色黄，其臭香，其味甘，其声歌，其液涎。肺色白，其臭腥，其味辛，其声哭，其液涕。肾色黑，其臭腐，其味咸，其声呻，其液唾（三十四难）。

肝主色，心主臭，脾主味，肺主声，肾主液（四十难）。

假令得肝脉，其外证善洁，面青，善怒。其内证齐左有动气，按之牢若痛。其病四支满，闭淋，溲便难，转筋。有是者肝也，无是者非也。假令得心脉，其外证面赤，口干，善笑。其内证齐上有动气，按之牢若痛，其病烦心，心痛，掌中热而啘。有是

者心也，无是者非也。

假令得脾脉，其外证面黄，善噫，善思，善味。其内证当齐有动气，按之牢若痛。其病腹胀满，食不消，体重节痛，怠惰嗜卧，四支不收。有是者脾也，无是者非也。

假令得肺脉，其外证面白，善嚏，悲愁不乐，欲哭。其内证齐右有动气，按之牢若痛。其病喘欬，洒淅寒热。有是者肺也，无是者非也。

假令得肾脉，其外证面黑，善恐欠。其内证齐下有动气，按之牢若痛。其病逆气，小腹急痛，泄如下重，足胫寒而逆。有是者肾也，无是者非也（十六难）。

心脉抟坚而长，当病舌卷不能言。其软而散者，当消环自已。肺脉抟坚而长，当病唾血。其软而散者，当病灌汗，至令不复也。肝脉抟坚而长，色不青，当病坠若抟，因血在胁下，令人喘逆。其软而散色泽者，当病溢饮，溢饮者，渴暴多饮，而易入于肌皮肠胃之外也。胃脉抟坚而长，其色赤，当病折髀。其软而散者，当病食痹。脾脉抟坚而长，其色黄，当病少气。其软而散，色不泽者，当病足胻肿，若水状

者心也無是者非也　假令得脾脈其外證面黃善噫善思善味其內證當齊有動氣按之牢若痛其病腹脹滿食不消體重節痛怠惰嗜臥四支不收有是者脾也無是者非也　假令得肺脈其外證面白善嚏悲愁不樂欲哭其內證齊右有動氣按之牢若痛其病喘欬灑淅寒熱有是者肺也無是者非也　假令得腎脈其外證面黑善恐欠其內證齊下有動氣按之牢若痛其病逆氣小腹急痛泄如下重足脛寒而逆有是者腎也無是者非也（十六難）

心脈搏堅而長當病舌卷不能言其軟而散者當消環自已肺脈搏堅而長當病唾血其軟而散者當病灌汗至令不復也肝脈搏堅而長色不青當病墜若搏因血在脇下令人喘逆其軟而散色澤者當病溢飲溢飲者渴暴多飲而易入於肌皮腸胃之外也胃脈搏堅而長其色赤當病折髀其軟而散者當病食痹脾脈搏堅而長其色黃當病少氣其軟而散色不澤者當病足胻腫若水狀

也腎脈搏堅而長其色黃而赤者當病折腰其耎而散者當病少血至令不復
也麤大者陰不足陽有餘爲熱中也來疾去徐上實下虛爲厥巔疾來徐去疾
上虛下實爲惡風也沉細數者少陰厥也浮而散者爲眴仆（素脈要精微）
寸口脈沉而橫曰脇下有積腹中有橫積痛脈急曰疝瘕少腹痛脈滑曰風脈
濇曰痹緩而滑曰熱中盛而緊曰脹尺脈緩濇謂之解㑊安臥脈盛謂之脫血
尺濇脈滑謂之多汗尺寒脈細謂之後泄脈尺麤常熱者謂之熱中（素平人
氣象）
結陽者腫四支結陰者便血　陰陽結斜多陰少陽曰石水少腹腫二陽結謂
之消三陽結謂之隔三陰結謂之水一陰一陽結謂之喉痹陰搏陽別謂之有
子陰陽虛腸澼死陽加於陰謂之汗陰虛陽搏謂之崩（素陰陽別論）
陰搏陽別王太僕云陰尺中也搏謂搏觸於手也尺脈搏擊與寸脈迴別孕

也。肾脉搏坚而长，其色黄而赤者，当病折腰。其软而散者，当病少血，至令不复也。粗大者，阴不足，阳有余，为热中也。来疾去徐，上实下虚，为厥巅。疾来徐去，疾上虚下，实为恶风也。沉细数者，少阴厥也，浮而散者为眴仆（《素·脉要精微》）。

寸口脉沉而横，曰胁下有积，腹中有横积痛。脉急曰疝瘕，少腹痛，脉滑曰风，脉涩曰痹，缓而滑曰热中，盛而紧曰胀。尺脉缓涩，谓之解㑊。安卧脉盛，谓之脱血。尺涩脉滑，谓之多汗。尺寒脉细，谓之后泄。脉尺粗常热者，谓之热中（《素·平人气象》）。

结阳者，肿四支。结阴者，便血。

阴阳结，斜多阴少，阳曰石，水少腹肿。二阳结谓之消；三阳结谓之隔。三阴结谓之水，一阴一阳结谓之喉痹。阴搏阳别谓之有子。阴阳虚，肠澼死。阳加于阴谓之汗，阴虚阳搏谓之崩（《素·阴阳别论》）。

阴搏阳别，王太仆云阴，尺中也。搏谓搏触于手也，尺脉搏击，与寸脉迴别，孕

子兆也，此为确论。盖胎在腹中，则气血护胎，自然盛于腹中。尺裹以候腹中，尺独搏击，与寸迥别，理固然也。推之左搏为男，右搏为女，理亦无二，而丹溪独云，以医人之左右手而言，则医人之手以左诊，右以右诊，左又是妊妇之左搏，为女，右搏为男矣。想亦试验而云，然不敢妄行以为非。

妇人足少阴脉动，甚者妊子也（《素·平人气象》）。

动者大如豆粒，厥厥动摇也。王太仆作手少阴脉，在掌后锐骨下，陷中直对小指。非太渊脉，谅必有所据，全元起作足少阴，于尺内求之尺里，以候腹中，尤为近理。

何以知怀子之且生也，曰身有病而无邪脉也（《素·腹中论》）。

女子以肾系胞，三部浮沉正等，按之不绝者，妊子也。

【彭按】人秉不同脉亦各异，娠妇有见动脉者，有不见动脉者，有见搏击者，有

子兆也此爲確論蓋胎在腹中則氣血護胎自然盛於腹中尺裏以候腹中尺獨搏擊與寸迥別理固然也推之左搏爲男右搏爲女理亦無二而丹溪獨云以醫人之左右手而言則醫人之手以左診右以右診左又是姙婦之左搏爲女右搏爲男矣想亦試驗而云然不敢妄以爲非

婦人足少陰脈動甚者姙子也（素平人氣象）

動者大如豆粒厥厥動搖也王太僕作手少陰脈在掌後銳骨下陷中直對小指非太淵脈諒必有所據全元起作足少陰於尺內求之尺裏以候腹中尤爲近理

何以知懷子之且生也曰身有病而無邪脈也（素腹中論）

女子以腎繫胞三部浮沈正等按之不絕者姙子也

彭按人稟不同脈亦各異娠婦有見動脈者有不見動脈者有見搏擊者有

不見搏擊者總之尺脈堅實與寸脈迴別爲據耳更有尺寸同等而亦懷娠
者當於浮沈求之其按之不絕者腎實也
人一呼脈再動一吸脈再動呼吸定息脈五動名曰平人一呼脈一動一吸脈
一動曰少氣一呼脈三動一吸脈三動而躁尺熱曰病温尺不熱脈滑曰病風
脈濇曰痹（温風痹三句俱項三動來句句有數字在內）一呼脈四動以上
曰死脈絕不至曰死乍疎乍數曰死（素平人氣象）
經言脈有損至何謂也曰一呼再至曰平三至曰離經四至曰奪精五至曰死
六至曰命絕此至之脈也一呼一至曰離經再呼一至曰奪精三呼一至曰死
四呼一至曰命絕此損之脈也至脉從下上損脈從上下也一損損於皮毛皮
聚而毛落二損損於血脈血脈虛少不能營於五藏六府三損損於肌肉肌肉
消瘦飲食不能爲肌膚四損損於筋筋緩不能自收持五損損於骨骨痿不能

不见搏击者。总之，尺脉实与寸脉迥别为据耳，更有尺寸同等而亦怀娠者，当于浮沈（沉）求之，其按之不绝者，肾实也。

人一呼脉再动，一吸脉再动，呼吸定息脉五动，名曰平人。一呼脉一动，一吸脉一动，曰少气。一呼脉三动，一吸脉三动而躁，尺热曰病温，尺不热脉滑曰病风，脉涩曰痹（温风痹三句，俱顶三动来句，句有数字在内）。一呼脉四动以上曰死，曰脉绝不至曰死，乍疏乍数曰死（《素·平人气象》）。

经言：脉有损至，何谓也？曰：一呼再至曰平；三至曰离经；四至曰夺精；五至曰死；六至曰命绝，此至之脉也。一呼一至曰离经；再呼一至曰夺精；三呼一至曰死；四呼一至曰命绝，此损之脉也。至脉从下上，损脉从上下也。一损损于皮毛，皮聚而毛落；二损损于血脉，血脉虚少，不能营于五藏六府；三损损于肌肉，肌肉消瘦，饮食不能为肌肤；四损损于筋，筋缓不能自收持；五损损于骨，骨痿不能

起于床；从上下者，骨痿不能起于床者死；从下上者，皮聚而毛落者死。损其肺者，益其气，损其心者，调其营卫。损其脾者，调其饮食，适其寒温。损其肝者，缓其中。损其肾者，益其精，此治损法也（十四难）。

东垣云：虚损之疾，寒热因虚而感也，感寒则损阳，上损渐及于上，治宜辛、甘、淡，过于胃则不可治也。感热则损阴，下损渐及于上，治宜苦、酸、咸，过于脾则不可治也。损及于下，妇人月水不通，故心肺损，其色弊，肝肾损，则形瘦。脾胃损，则谷不化。吴门叶氏前辈云：食少，便溏，损及中州，病已过半，此语尤为显快。

一呼三至，一吸三至，为适得病，前大后小即头痛、目眩；前小后大，即胸满、短气。一呼四至，一吸四至，病欲甚，脉洪大者，苦满，沈（沉）细者，腹中痛，滑者伤热，涩者中雾露（此上句俱顶四至来）。一呼五至，一吸五至，其人当困，沈（沉）细夜加，浮大

起於牀從上下者骨痿不能起於牀者死從下上者皮聚而毛落者死損其肺者益其氣損其心者調其營衛損其脾者調其飲食適其寒温損其肝者緩其中損其腎者益其精此治損法也（十四難）

東垣云虛損之疾寒熱因虛而感也感寒則損陽上損漸及於下治宜辛甘淡過於胃則不可治也感熱則損陰下損漸及於上治宜苦酸鹹過於脾則不可治也損及於下婦人月水不通故心肺損其色弊肝腎損則形瘦脾胃損則穀不化吳門葉氏前輩云食少便溏損及中州病已過半此語尤爲顯快

一呼三至一吸三至爲適得病前大後小卽頭痛目眩前小後大卽胸滿短氣一呼四至一吸四至病欲甚脈洪大者苦滿沈細者腹中痛滑者傷熱濇者中霧露（此四句俱頂四至來）一呼五至一吸五至其人當困沈細夜加浮大

晝加不大不小雖困可治其有大小者難治一呼六至一吸六至者死沈細夜死浮大晝死一呼一至一吸一至名曰損人雖能行猶當著牀血氣皆不足故也再呼一至再吸一至人雖能行不久死也名曰無魂又曰行尸（十四難）

數者府也遲者藏也數則爲熱遲則爲寒諸陽爲熱諸陰爲寒（九難）

傷寒有五有中風有傷寒有溼温有熱病有温病中風之脈陽浮而滑陰濡而弱溼温之脈陽浮而弱陰小而急傷寒之脈陰陽俱盛而緊濇熱病之脈陰陽俱浮浮之而滑沈之散濇温病之脈行在諸經不知何經之動也各隨其經所在而取之（五十八難）

邪氣盛則實精氣奪則虛　腸澼便血何如身熱則死寒則生腸澼下白沫何如脉沈則生脉浮則死腸澼下膿血何如脈懸絕則死滑大則生腸澼之屬身不熱脉不懸絕何如滑大者生懸濇者死以藏期之　癲疾何如脈搏大滑久

昼加，不大不小，虽困可治，其有大小者，难治。一呼六至，一吸六至者死，沈（沉）细夜死，浮大昼死。一呼一至，一吸一至，名曰损，人虽能行，犹当著床，血气皆不足故也。再呼一至，再吸一至，人虽能行，不久死也。名曰无魂，又曰行尸（十四难）。

数者府也，迟者藏也，数则为热，迟则为寒，诸阳为热，诸阴为寒（九难）。

伤寒有五，有中风，有伤寒，有湿温，有热病，有温病。中风之脉，阳浮而滑，阴濡而弱。湿温之脉，阳浮而弱，阴小而急。伤寒之脉，阴阳俱盛而紧涩。热病之脉，阴阳俱浮，浮之而滑，沈（沉）之散涩。温病之脉，行在诸经，不知何经之动也，各随其经所在而取之（五十八难）。

邪气盛则实，精气夺则虚，肠澼便血何如？身热则死，寒则生肠澼，下白沫，何如？脉沈（沉）则生，脉浮则死。肠澼下脓血，何如？脉悬绝则死，滑大则生，肠澼之属，身不热，脉不悬绝，何如？滑大者生，悬涩者死，以藏期之，癫疾何如？脉搏大滑，久

自己（已），小坚急，死不治。消瘅何如？脉实大，病久可治，悬小坚，病久不可治（《素·通评虚实》）。

少阳之至，乍大乍小，乍短乍长；阳明之至，浮大而短；太阳之至，洪大而长；太阴之至，紧大而长；少阴之至，紧细而微；厥阴之至，沈短而敦。此非平脉，亦非病脉，皆王脉也。冬至后，得甲子，少阳王。复得甲子，阳明王。复得甲子，太阳王。复得甲子，太阴王。复得甲子，少阴王。复得甲子，厥阴王。王各六十日，六六三百六十日，以成一岁。此三阳三阴之旺时，日大要也（七难）。

寸口脉平而死者，生气独绝于内，谓肾间动脉也（八难）。

上部有脉，下部无脉，其人当吐，不吐者死。上部无脉，下部有脉，虽困无能为害。人之有尺，犹树之有根，枝叶虽枯，根本将自生。脉有根本，人有元气，故知不死（十四难）。

自己小堅急死不治　消癉何如脈實大病久可治懸小堅病久不可治（素通評虛實）

少陽之至乍大乍小乍短乍長陽明之至浮大而短太陽之至洪大而長太陰之至緊大而長少陰之至緊細而微厥陰之至沈短而敦此非平脈亦非病脈皆王脈也冬至後得甲子少陽王復得甲子陽明王復得甲子太陽王復得甲子太陰王復得甲子少陰王復得甲子厥陰王王各六十日六六三百六十日以成一歲此三陽三陰之旺時日大要也（七難）

寸口脈平而死者生氣獨絕於內謂腎間動脈也（八難）

上部有脈下部無脈其人當吐不吐者死上部無脈下部有脈雖困無能爲害人之有尺猶樹之有根枝葉雖枯根本將自生脈有根本人有元氣故知不死（十四難）

經言脈不滿五十動而一止一藏無氣者何藏也曰吸隨陰入呼因陽出今吸不能至腎至肝而還故知一藏者腎藏也（十一難）

數動一代者病在陽之脈也洩及便膿血（素脈要精微）

有所驚駭脉不至若喑不治自已（素大奇論）

諸瘧而脈不見刺十指間出血血出必已（靈刺瘧論）

病若閉目不欲見人者當得肝脈強急而長反得肺脈浮短而濇者死也　病若開目而渴心下牢者脈當緊實而數反得沈濇而微者死也　病若吐血衄衄脈當沈細反浮大而牢者死也　病若譫語妄言身當有熱脈當洪大而反手足厥逆脈沈細而微者死也　病若大腹而洩脈當微細而濇反緊大而滑者死也（十七難）

右脇有積氣肺脈當結結甚則積甚結微則積微不見結脈當得沈伏其外痼

经言：脉不满五十动而一止，一藏无气者，何藏也？曰：吸随阴入，呼因阳出，今吸不能至肾，至肝而还，故知一藏者，肾藏也（十一难）。

数动一代者，病在阳之脉也，泄及便脓血（《素·脉要精微》）。

有所惊骇脉不至，若喑不治自己（已）（《素·大奇论》）。

诸疟而脉不见，刺十指间出血，血出必已（《灵·刺疟论》）。

病若闭目不欲见人者，当得肝脉强急而长，反得肺脉，浮短而涩者，死也。

病若开目而渴，心下牢者，脉当紧实而数，反得沈（沉）涩而微者，死也。

病若吐血衄衄，脉当沈（沉）细，反浮大而牢者，死也。

病若谵语妄言，身当有热，脉当洪大而反手足厥逆，脉沈（沉）细而微者，死也。

病若大腹而泄，脉当微细而涩，反紧大而滑者，死也（十七难）。

右胁有积气，肺脉当结，结甚则积甚，结微则积微，不见结脉，当得沈伏，其外痼

疾同法，结者，脉来去时一止无常数也。伏者，脉行筋下也。浮者，脉在肉上行也。左右表里皆相应，假令脉结大而内无积聚，脉浮结而外无痼疾，或内有积聚而脉不结伏，外有痼疾而脉不浮结，是为脉不应病，病不应脉死（十八难）。

男子尺脉恒弱，女子尺脉恒盛，男得女脉为不足，病在内，左得之，病在左，右得之，病在右。女得男脉为太过，病在四支，左得之，病在左，右得之，病在右（十九难）。

真肝脉至，中外急如循刀刃，责责然，如按琴瑟弦，色青白不泽死。

真心脉至，坚而搏，如循薏苡子累累然，色赤黑不泽死。

真肺脉至，大而虚，如以毛羽中人肤，色白赤不泽死。

真肾脉至，搏而绝，如指弹石，辟辟然，色黑黄不泽死。

真脾脉至，弱而乍数乍疏，色黄青不泽死（《素·玉机真藏》）。

脉出于气口，色见于明堂（《灵·五阅五使》）。

疾同法結者脈來去時一止無常數也伏者脈行筋下也浮者脈在肉上行也左右表裏皆相應假令脈結伏而內無積聚脈浮結而外無痼疾或內有積聚而脈不結伏外有痼疾而脈不浮結是爲脈不應病病不應脈死（十八難）

男子尺脈恒弱女子尺脈恒盛男得女脈爲不足病在內左得之病在左右得之病在右女得男脈爲太過病在四支左得之病在左右得之病在右（十九難）

眞肝脈至中外急如循刃刃責責然如按琴瑟弦色青白不澤死　眞心脈至堅而搏如循薏苡子累累然色赤黑不澤死　眞肺脈至大而虛如以毛羽中人膚色白赤不澤死　眞腎脈至搏而絕如指彈石辟辟然色黑黃不澤死

眞脾脈至弱而乍數乍疎色黃青不澤死（素玉機眞藏）

脈出於氣口色見於明堂（靈五閱五使）

明堂者鼻也（脾土）闕者眉間也（肝木）庭者顏也（額上心火）蕃者頰側也（肺金）蔽者耳門也（腎水）赤色出兩顴大如母指者病雖小愈必卒死（顴屬肺金赤屬心火火來尅金故曰必死）黑色出於庭大如母指必不病而卒死（庭屬心火黑爲水色水來尅火故曰必死此一隅之舉也餘部可以類推靈五色論）

瞳子高者太陽不足（津液不足）戴眼者太陽已絕（素三部九候論）

中盛藏滿氣勝傷恐聲如從室中言者是中氣之溼也言而微終日乃復言者此奪氣也衣被不斂言語善惡不避親疏者此神明之亂也　頭者精明之府頭傾視淡精神將奪矣背者胸中之府背曲肩隨府將壞矣腰者腎之府轉搖不能腎將憊矣膝者筋之府屈伸不能行則僂附筋將憊矣骨者髓之府不能久立行則振掉骨將憊矣　陰盛則夢涉大水恐懼陽盛則夢大火燔灼陰陽

明堂者，鼻也（脾土）；阙者，眉间也（肝木）；庭者，颜也（额上心火）；蕃者，颊侧也（肺金）；蔽者，耳门也（肾水）；赤色出两颧，大如母（拇）指者，病虽小，愈必卒死（颧属肺金，赤属心火，火来克金，故曰必死）。黑色出于庭，大如母（拇）指，必不病而卒死（庭属心火，黑为水色，水来克火，故曰必死。此一隅之举也，余部可以类推《灵·五色论》）。

瞳子高者，太阳不足（津液不足），戴眼者，太阳已绝（《素·三部九候论》）。

中盛藏满，气胜伤恐，声如从室中言者，是中气之湿也。言而微终日乃复言者，此夺气也。衣被不敛，言语善恶不避亲疏者，此神明之乱也。

头者精明之府，头倾视淡，精神将夺矣。背者，胸中之府，背曲肩随，府将坏矣。腰者，肾之府，转摇不能，肾将惫矣。膝者，筋之府，屈伸不能行，则偻附筋将惫矣。骨者，髓之府，不能久立，行则振掉，骨将惫矣。

阴盛，则梦涉大水，恐惧，阳盛，则梦大火燔灼，阴阳

俱盛，则梦相杀毁伤。上盛则梦飞，下盛则梦堕。甚饱则梦与，甚饥则梦取。肝气盛，则梦怒。肺气盛，则梦哭。短虫多则梦聚众，长虫多则梦相击毁伤（《素·脉要精微》）。

出入废，则神机化灭，升降息，则气立孤危（《六微旨》）。

医经读诊集终

俱盛則夢相殺毁傷上盛則夢飛下盛則夢墮甚飽則夢與甚饑則夢取肝氣盛則夢怒肺氣盛則夢哭短蟲多則夢聚衆長蟲多則夢相擊毁傷（素脈要精微）

出入廢則神機化滅升降息則氣立孤危（六微旨）

醫經讀診集終

治集

內經治法詳於針灸略於藥餌然其所論氣味大體已具若能觸類旁通用之亦覺不竭耳

陰之所生本在五味陰之五宮傷在五味味過於酸肝氣以津脾氣乃絕味過於鹹大骨氣勞短肌心氣抑味過於甘心氣喘滿色黑腎氣不衡味過於苦脾氣不濡胃氣乃厚味過於辛筋脈沮弛精神乃央（素生氣通天論）

肝苦急急食甘以緩之心苦緩急食酸以收之脾苦溼急食苦以燥之肺苦氣上逆急食苦以泄之腎苦燥急食辛以潤之開腠理致津液通氣也（素藏象法時論）

肝欲散急食辛以散之用辛補之酸寫之心欲耎急食鹹以耎之用鹹補之甘寫之脾欲緩急食甘以緩之用苦寫之甘補之肺欲收急食酸以收之用酸補

治集

《内经》治法详于针灸，略于药饵，然其所论气味，大体已具。若能触类旁通，用之亦觉不竭耳。

阴之所生，本在五味，阴之五宫，伤在五味，味过于酸，肝气以津，脾气乃绝。味过于咸，大骨气劳，短肌，心气抑。味过于甘，心气喘满，色黑，肾气不衡。味过于苦，脾气不濡，胃气乃厚。味过于辛，筋脉沮弛，精神乃央（《素·生气通天论》）。

肝苦急，急食甘以缓之。心苦缓，急食酸以收之。脾苦湿，急食苦以燥之。肺苦气上逆，急食苦以泄之。肾苦燥，急食辛以润之，开腠理致津液通气也（《素·藏象法时论》）。

肝欲散，急食辛以散之，用辛补之，酸写（泻）之。心欲耎，急食咸以耎之，用咸补之，甘写（泻）之。脾欲缓，急食甘以缓之，用苦写（泻）之，甘补之。肺欲收，急食酸以收之，用酸补

之，辛写（泻）之。肾欲坚，急食苦以坚之，用苦补之，咸写（泻）之（同上）。

辛走气，气病无多食辛；咸走血，血病无多食咸；苦走骨，骨病无多食苦；甘走肉，肉病无多食甘；酸走筋，筋病无多食酸（《素·宣明五气》）。

多食咸则脉凝泣而变色；多食苦则皮槁而毛拔；多食辛则筋急而爪枯；多食酸则肉胝䐢而唇揭；多食甘则骨痛而发落（《素·五藏生成》）。

肝色青，宜食甘，粳米、牛肉、枣、葵，皆甘。心色赤，宜食酸，小豆、犬肉、李、韭，皆酸。肺色白，宜食苦，麦、羊肉、杏、薤，皆苦。脾色黄，宜食咸，大豆、豕肉、栗、藿，皆咸。肾色黑，宜食辛，黄黍、鸡肉、桃、葱，皆辛。辛散，酸收，甘缓，苦坚，咸耎，毒药攻邪。五谷为养，五果为助，五畜为益，五菜为充，补益精气（《素·藏气法时论》）。

君一臣二，奇之制也；君二臣四，偶之制也；君二臣三，奇之制也；君二臣六，偶之制也。近者奇之，远者偶之。汗者不以奇下者，不以偶补上。治上制以缓，补下治

之辛寫之腎欲堅急食苦以堅之用苦補之鹹寫之（同上）
辛走氣氣病無多食辛鹹走血血病無多食鹹苦走骨骨病無多食苦甘走肉肉病無多食甘酸走筋筋病無多食酸（素宣明五氣）
多食鹹則脈凝泣而變色多食苦則皮槁而毛拔多食辛則筋急而爪枯多食酸則肉胝䐢而唇揭多食甘則骨痛而髮落（素五藏生成）
肝色青宜食甘粳米牛肉棗葵皆甘心色赤宜食酸小豆犬肉李韭皆酸肺色白宜食苦麥羊肉杏薤皆苦脾色黃宜食鹹大豆豕肉栗藿皆鹹腎色黑宜食辛黃黍鷄肉桃葱皆辛辛散酸收甘緩苦堅鹹耎毒藥攻邪五穀爲養五果爲助五畜爲益五菜爲充補益精氣（素藏氣法時論）
君一臣二奇之制也君二臣四偶之制也君二臣三奇之制也君二臣六偶之制也近者奇之遠者偶之汗者不以奇下者不以偶補上治上制以緩補下治

下制以急急則氣味厚緩則氣味薄近而奇偶小其服遠而奇偶大其服大者數少小者數多奇之不去則偶之是謂重方偶之不去則反佐以取之所謂寒熱温涼反從其病也（素至眞要大論）

君一臣二制之小也君一臣三佐五制之中也君一臣三佐九制之大也　高者抑之下者舉之有餘折之不足補之　寒者熱之熱者寒之微者逆之甚者從之勞者温之結者散之急者緩之散者收之損者益之驚者平之逆者正治從者反治熱因寒用寒因熱用塞因塞用通因通用必伏其所主而先其所因其始則同其終則異諸寒之而熱者取之陰熱之而寒者取之陽求其屬也主病之謂君佐君之謂臣應臣之謂使非上下三品之謂也（同上）

此論治病之定法其高者二句更覺有味前陰陽大論中高者因而越之下者引而竭之治實邪法也此高者抑之下者舉之治虛氣之升降也喻嘉言

下制以急，急则气味厚，缓则气味薄。近而奇偶，小其服；远而奇偶，大其服，大者数少，小者数多。奇之不去，则偶之，是谓重方。偶之不去，则反佐以取之，所谓寒热温凉，反从其病也（《素·至真要大论》）。

君一臣二，制之小也；君一臣三佐五，制之中也；君一臣三佐九，制之大也。高者抑之，下者举之；有余折之，不足补之；寒者热之，热者寒之；微者逆之，甚者从之；劳者温之，结者散之；急者缓之，散者收之；损者益之，惊者平之；逆者正治，从者反治；热因寒用，寒因热用；塞因塞用，通因通用。必伏其所主，而先其所因，其始则同，其终则异。诸寒之而热者取之，阴热之而寒者取之，阳求其属也。主病之谓君，佐君之谓臣，应臣之谓使，非上下三品之谓也（同上）。

此论治病之定法，其高者二句，更觉有味。前阴阳大论中，高者因而越之，下者引而竭之，治实邪法也。此高者抑之，下者举之，治虚气之升降也。喻嘉言

云：人身阴阳相抱，不离阳，欲上脱阴下吸之，则不能脱阴。欲下脱阳上吸之，则不能脱。故气虚之人，多下陷，阴虚之体，多上升。治之者不特补气补血已也。当用灵动之药，升降阴阳为妥。高者，其气多升少降，抑之者有镇坠一法，有潜伏一法，有纳气一法，有引阳归宅一法，何莫非抑之之义。下者其气多降少升，举之者有升提清气一法，有用大气举之一法，有用诸角本乎天者亲上一法，何莫非举之之义。读此觉东垣论升为春生之令，方生万物；降为秋冬之令，主杀万物之说，犹偏而不全。

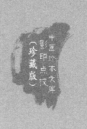

病在上，取之下；病在下，取之上；病在中，旁取之。治热以寒，温而行之；治寒以热，凉而行之；治温以清，冷而行之；治清以温，热而行之（《素·五常政大论》）。

大毒治病，十去其六；常毒治病，十去其七；小毒治病，十去其八；无毒治病，十去其九。谷肉果菜，食养尽之，无使过之，伤其正也，不尽行复如法（同上）。

云人身陰陽相抱不離陽欲上脫陰下吸之則不能脫陰欲下脫陽上吸之則不能脫故氣虛之人多下陷陰虛之體多上升治之者不特補氣補血已也當用靈動之藥升降陰陽爲妥高者其氣多升少降抑之者有鎮墜一法有潛伏一法有納氣一法有引陽歸宅一法何莫非抑之之義下者其氣多降少升舉之者有升提清氣一法有用大氣舉之一法有用諸角本乎天者親上一法何莫非舉之之義讀此覺東垣論升爲春生之令主生萬物降爲秋冬之令主殺萬物之說猶偏而不全

病在上取之下病在下取之上病在中旁取之治熱以寒溫而行之治寒以熱涼而行之治溫以清冷而行之治清以溫熱而行之（素五常政大論）

大毒治病十去其六常毒治病十去其七小毒治病十去其八無毒治病十去其九穀肉果菜食養盡之無使過之傷其正也不盡行復如法（同上）

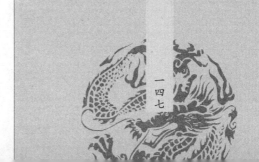

熱無犯熱寒無犯寒發表不遠熱攻裏不遠寒木鬱達之火鬱發之土鬱奪之金鬱泄之水鬱折之（素六元正紀大論）

有病心腹滿旦食不能暮食名爲鼓脹治以鷄矢醴一劑知二劑已　有病胸脇支滿妨於食病至先聞腥臊臭出清液先唾血四支淸目眩時時前後血病名血枯此得之年少時有所大脫血若醉入房中氣竭肝傷故月事衰少不來也以四烏鰂骨一藘茹二物并合之丸以雀卵大如小豆以五丸爲後飯飲以鮑魚汁利傷中及傷肝也（素腹中論）

此以下經未必眞而方則古矣用甚有驗故錄之

有病怒狂者生於陽也陽氣暴折而難決故善怒也病名陽厥夫食入於陰長氣於陽故奪其食卽已以生鐵落爲飲生鐵落下氣疾也　有病身熱懈惰汗出如浴惡風少氣病名酒風治以澤瀉朮各十分麋銜五分合以三指撮爲後

热无犯热，寒无犯寒；发表不远热，攻里不远寒。木郁达之，火郁发之，土郁夺之，金郁泄之，水郁折之（《素·六元正纪大论》）。

有病心腹满，旦食不能暮食，名为鼓胀。治以鸡矢醴，一剂知，二剂已。有病胸胁支满，妨于食，病至先闻腥臊臭，出清液，先唾血，四支清，目眩，时时前后血，病名血枯，此得之年少时，有所大脱血。若醉入房，中气竭，肝伤，故月事衰少，不来也。以四乌鲗骨一藘茹，二物并合之，丸以雀卵，大如小豆，以五丸为后，饭饮以鲍鱼汁利，伤中及伤肝也（《素·腹中论》）。

此以《下经》未必真而方则古矣，用甚有验，故录之。

有病怒狂者，生于阳也。阳气暴折而难决，故善怒也，病名阳厥。夫食入于阴，长气于阳，故夺其食即已。以生铁落为饮，生铁落下气疾也，有病身热懈惰，汗出如浴，恶风少气，病名酒风。治以泽泻、术各十分，麋衔五分，合以三指撮为后

飯（素病能論）

有病口甘者此五氣之溢也名曰脾癉此人必數食甘美而多肥也肥者令人內熱甘者令人中滿故其氣上溢轉爲消渴治之以蘭除陳氣也（素奇病論）

刺寒痹藥熨法用陳酒二十斤蜀椒一斤乾薑一斤桂心一斤凡四種皆㕮咀漬酒中用綿絮一斤細白布四丈并內酒中置酒馬矢熅中蓋封塗勿使泄五日五夜出布絮綿曝乾之乾復漬以盡其汁每漬必晬其日乃出乾乾并用滓與綿絮複布爲複巾長六七尺爲六七巾用生桑炭炙巾以熨寒痹所刺之處令熱入至於病所寒復炙巾以熨之三十遍而止汗出以巾拭身亦三十遍而止起步內中無見風每刺必熨此所謂內熱痹可已（素壽夭剛柔）

足陽明之筋病卒口僻急者目不合熱則筋縱目不開頰筋有寒則急引頰移

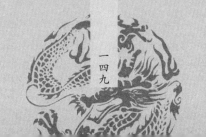

饭（《素·病能论》）。

有病口甘者，此五气之溢也，名曰脾瘅，此人必数食甘美而多肥也。肥者令人内热，甘者令人中满，故其气上溢转为消渴，治之以兰，除陈气也（《素·奇病论》）。

刺寒痹药，熨法用陈酒二十斤，蜀椒一斤，干姜一斤，桂心一斤。凡四种，皆㕮咀，渍酒中，用绵絮一斤，细白布四丈，并内酒中，置酒马矢煴中。盖对涂勿使泄，五日五夜出，布、絮、绵曝干之干，复渍以尽，其汁每渍必晬，其日乃出干，干并用滓与绵絮，複布长六七尺，为六七巾用生桑炭炙巾，以熨寒痹。所刺之处，令热入至于病所，寒复炙巾，以熨之三十遍而止。汗出，以巾拭身，亦三十遍而止。起步内中无见风，每刺必熨，此所谓内热痹可已（《素·寿夭刚柔》①）。

足阳明之筋，病卒口僻急者，目不合，热则筋纵，目不开，颊筋有寒，则急引颊移

① 应为《灵枢·寿夭刚柔》——编者。

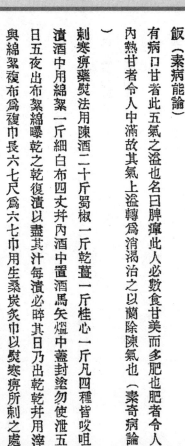

口有熱則筋弛緩不收故僻治以馬膏膏其急者以白酒和桂以塗其緩者以桑鉤鉤之卽以桑炭置之坎中高下以坐等以膏熨急頰且飲美酒噉炙肉不飲酒者強之爲之三拊而已治在燔針刼刺以知爲度（靈經筋）

人目不瞑者衞氣行於陽不得入於陰也行於陽則陽氣盛不得入於陰則陰虛故目不瞑飲以半夏湯一劑陰陽通其臥立至其方以流水千里外者八升揚之萬遍取其淸五升炊以葦薪火沸置秫一升治半夏五合徐炊令至一升半去滓飲汁一小杯日三稍益以知爲度其病新發者覆杯則臥久者三飲而已（靈邪客）

附運氣辨

甲己之歲土運統之乙庚之歲金運統之丙辛之歲水運統之丁壬之歲木運統之戊癸之歲火運統之（天元紀）

口，有热则筋弛缓不收故僻。治以马膏，膏其急者，以白酒和桂，以涂其缓者，以桑钩钩之，即以桑灰置之坎中，高下以坐等。以膏熨急颊，且饮美酒，啖炙肉，不饮酒者，强之为之，三拊而已。治在燔针劫刺，以知为度（《灵·经筋》）。

人目不瞑者，卫气行，于是不得入于阴也。行于阳，则阳气盛不得入于阴，则阴虚，故目不瞑。饮以半夏汤一剂，阴阳通，其卧立至。其方以流水千里外者八升，扬之万遍，取其清五升，炊以苇薪，火沸，置秫一升，治半夏五合，徐炊，令至一升半，去滓饮汁一小杯，日三，稍益，以知为度。其病新发者，覆杯则卧，久者，三饮而已（《灵·邪客》）。

附运气辨

甲己之岁，土运统之；乙庚之岁，金运统之；丙辛之岁，水运统之；丁壬之岁，木运统之；戊癸之岁，火运统之（《天元纪》）。

天以六爲節地以五爲制君火以名相火以位（同上）

子午之歲上見少陰丑未之歲上見太陰寅申之歲上見少陽卯酉之歲上見陽明辰戌之歲上見太陽巳亥之歲上見厥陰（同上）（上見又名司天）

厥陰之上風氣主之少陰之上熱氣主之太陰之上溼氣主之少陽之上相火主之陽明之上燥氣主之太陽之上寒氣主之（同上）

彭思正悞必先正名名正而悞自見如三陰三陽人身之經脈名也以其行於手足之陽故謂之手足三陽行於手足之陰故謂之手足三陰內連藏府有形有質非若老少陰陽空論理氣可以到處配合也又如在天爲風在地爲木在藏爲肝在天爲熱在地爲火在藏爲心在天爲溼在地爲土在藏爲脾在天爲燥在地爲金在藏爲肺在天爲寒在地爲水在藏爲腎此是醫經妙諦卽運氣篇中亦嘗引用非以五行之氣天地人一綫貫通有斷斷不可

天以六为节，地以五为制，君火以名相火以位（同上）。

子午之岁，上见少阴；丑未之岁，上见太阴；寅申之岁，上见少阳；卯酉之岁，上见阳明；辰戌之岁，上见太阳；巳亥之岁，上见厥阴（同上）（上见又名司天）。

厥阴之上，风气主之；少阴之上，热气主之；太阴之上，湿气主之；少阳之上，相火主之；阳明之上，燥气主之；太阳之上，寒气主之（同上）。

彭思正误必先正名，名正而误自见，如三阴三阳，人身之经脉名也。以其行于手足之阳，故谓之手足三阳；行于手足之阴，故谓之手足三阴；内连藏府，有形有质，非若老少，阴阳空论，理气可以到处配合也。又如在天为风，在地为木，在岁为肝，在天为热，在地为火，在藏为心。在天为湿，在地为土，在藏为脾。在天为燥，在地为金，在藏为肺。在天为寒，在地为水，在藏为肾。此是医经妙谛，即运气篇中亦尝引用。非以五行之气，天、地、人一线贯通，有断断不可

移易者耶今乃云少陰之上熱氣主之則偏舉其心而遺漏其腎矣又云太陰之上溼氣主之則舉偏其脾而遺漏其肺矣若云陽明燥氣指大腸言卽所以言肺太陽寒氣指膀胱言卽所以言腎若然則同一論五行何以論風熱濕則以藏言論寒燥獨以府言無非欲勉強配合三陰三陽而已况五行之外硬添一火謂其火有陰陽二種也不思火有陰陽金木水土獨無陰陽二種乎何以絕不分舉也且中見一條明明指藏府表裏言然亦頗有誤處若一指出立見其謬何則少陰與太陽爲表裏者心與小腸腎與膀胱也今論太陽止曰寒氣治之中見少陰論少陰則曰熱氣治之中見太陽則是心與膀胱爲表裏也錯亂如此可謂經文乎然歷代名醫除扁鵲仲景外無不引用故錄而辨之

上見厥陰左少陰右太陽見少陰左太陰右厥陰見太陰左少陽右少陰見少

移易者耶。今乃云少阴之上，热气主之，则偏举，其心而遗漏其肾矣。又云：太阴之上，湿气主之，则举偏其脾而遗漏其肺矣。若云阳明燥气，指大肠言，即所以言肺太阳寒气，指膀胱言，即所以言肾。若然则同一论，五行何以论风、热、湿，则以藏言论寒、燥，独以府言，无非欲勉强配合三阴三阳而已。况五行之外硬添一火，谓其火有阴阳二种也。不思火有阴阳，金、木、水、土，独无阴阳二种乎。何以绝不分举也，且中见一条明明指藏府表里言，然亦颇有误处。若一指出，立见其谬，何则少阴与太阳为表里者，心与小肠，肾与膀胱也。今论太阳，止曰寒气，治之中见少阴论，少阴则曰热气，治之中见太阳，则是心与膀胱为表里也。错乱如此，可谓经文乎，然历代名医除扁鹊、仲景外，无不引用，故录而辨之。

上见厥阴，左少阴，右太阳；见少阴，左太阴，右厥阴；见太阴，左少阳，右少阴；见少

阳，左阳明，右太阴；见阳明，左太阴，右少阳；见太阳，左厥阴，右阳明（五运行此，司天之左右间气）。

厥阴在上，则少阴在下，左阳明，右太阴；少阴在上，则阳明在下，左太阳，右少阳；太阴在上，则太阳在下，左厥阴，右阳明；少阳在上，则厥阴在下，左少阴，右太阳；阳明在上，则少阴在下，左太阴，右厥阴；太阳在上，则太阴在下，左少阳，右少阴（五运行在下，即在泉，在泉亦有左右间气）。

少阳之右，阳明治之；阳明之右，太阳治之；太阳之右，厥阴治之；厥阴之右，少阴治之；少阴之右，太阴治之；太阴之右，少阳治之。此所谓气之标（《六微旨》）。

少阳之上，火气治之，中见厥阴；阳明之上，燥气治之，中见太阴；太阳之上，寒气治之，中见少阴；厥阴之上，风气治之，中见少阳；少阴之上，热气治之，中见太阳；太阴之上，湿气治之，中见阳明。所谓本也，本之下，中之见也。见之下，气之标也。

陽左陽明右太陰見陽明左太陽右少陽見太陽左厥陰右陽明（五運行此司天之左右間氣）

厥陰在上則少陽在下左陽明右太陰少陰在上則陽明在下左太陽右少陽太陰在上則太陽在下左厥陰右陽明少陽在上則厥陰在下左少陰右太陽陽明在上則少陰在下左太陰右厥陰太陽在上則太陰在下左少陽右少陰（五運行　在下卽在泉在泉亦有左右間氣）

少陽之右陽明治之陽明之右太陽治之太陽之右厥陰治之厥陰之右少陰治之少陰之右太陰治之太陰之右少陽治之此所謂氣之標（六微旨）

少陽之上火氣治之中見厥陰陽明之上燥氣治之中見太陰太陽之上寒氣治之中見少陰厥陰之上風氣治之中見少陽少陰之上熱氣治之中見太陽太陰之上濕氣治之中見陽明所謂本也本之下中之見也見之下氣之標也

（同上）

天樞之上天氣主之之天樞之下地氣主之氣交之分人氣從之（同上）

應天爲天符承歲爲歲直三合爲治（天元紀）

木運臨卯火運臨午土運臨四季金運臨酉水運臨子所謂歲會氣之平也（六微旨　歲會卽歲直）

土運之歲上見太陰火運之歲上見少陽少陰金運之歲上見陽明木運之歲上見厥陰水運之歲上見太陽天與之會也（同上　天會卽天符）

天符與歲會合此太乙天符也（同上）

天符爲執法歲會爲行令太乙天符爲貴人中執法者其病速而危中行令者其病徐而持中貴人者其病暴而死（同上）

厥陰司天其化以風少陰司天其化以熱太陰司天其化以濕少陽司天其化

（同上）

天枢之上，天气主之之天枢之下，地气主之，气交之分，人气从之（同上）。

应天为天符，承岁为岁，直三合为治（《天元纪》）。

木运临卯，火运临午，土运临四季，金运临酉，水运临子。所谓岁会，气之平也（《六微旨》。岁会即岁直）。

土运之岁，上见太阴；火运之岁，上见少阳；少阴金运之岁，上见阳明；木运之岁，上见厥阴；水运之岁，上见太阳，天与之会也（同上，天会即天符）。

天符与岁会合，此太乙天符也（同上）。

天符为执法岁会，为行令太乙天符，为贵人中执法者，其病速而危，中行令者，其病徐而持，中贵人者，其病暴而死（同上）。

厥阴司天，其化以风；少阴司天，其化以热；太阴司天，其化以湿；少阳司天，其化

以火；阳明司天，其化以燥；太阳司天，其化以寒。以所临藏位，命其病也。司天同候间气，皆然司左右者，是为间气主岁，纪岁间气纪步（《至真要大论》）。

果如此，治病只看历日足矣，何须胗(诊)脉。

显明（春分）之右，君火之位也；君火之右，退行一步（小满）；相火治之，复行一步（大暑）；土气治之，复行一步（秋分）；金气治之，复行一步（小雪）；水气治之，复行一步（大寒）；木气治之，复行一步；君火治之，相火之下，水气承之；水位之下，土气承之；土位之下，风气承之；风位之下，金气承之；金位之下，火气承之；君火之下，阴精承之；亢则害，承乃制（《六微旨》）。

【按】五行相生，木生火，火生土，土生金，金生水，水复生木。五行相克，木克土，土克水，水克火，火克金，金复克木。如环无端，此固天地自然之理也。自一火分为二火，五行变作六行，如环者断矣。五行旋转之余，忽赘君火之下阴精

以火陽明司天其化以燥太陽司天其化以寒以所臨藏位命其病也司天同候間氣皆然司左右者是爲間氣主歲紀歲間氣紀步（至眞要大論）

果如此治病祇看歷日足矣何須胗脈

顯明（春分）之右君火之位也君火之右退行一步（小滿）相火治之復行一步（大暑）土氣治之復行一步（秋分）金氣治之復行一步（小雪）水氣治之復行一步（大寒）木氣治之復行一步君火治之相火之下水氣承之水位之下土氣承之土位之下風氣承之風位之下金氣承之金位之下火氣承之君火之下陰精承之亢則害承乃制（六微旨）

按五行相生木生火火生土土生金金生水水復生木五行相尅木尅土土尅水水尅火火尅金金復尅木皆如環無端此固天地自然之理也自一火分爲二火五行變作六行如環者斷矣五行旋轉之餘忽贅君火之下陰精

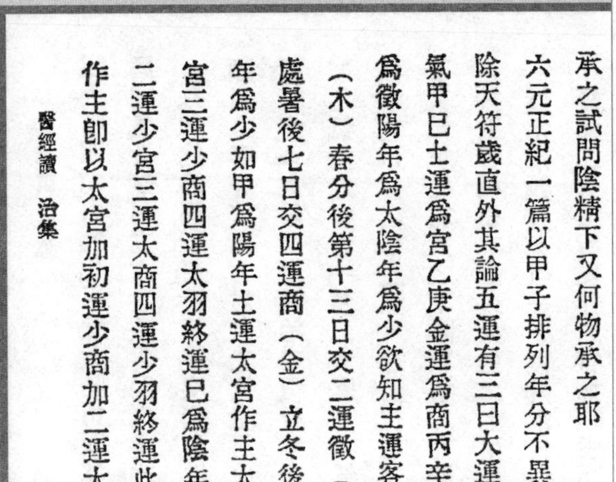
承之試問陰精下又何物承之耶
六元正紀一篇以甲子排列年分不異星卜選擇之書難以備錄約而言之除天符歲直外其論五運有三曰大運主運客運大運又名中運主一歲之氣甲巳土運爲宮乙庚金運爲商丙辛水運爲羽丁壬木運爲角戊癸火運爲徵陽年爲太陰年爲少欲知主運客運須明五運分步大寒日交初運角（木）春分後第十三日交二運徵（火）芒種後十日交三運宮（土）處暑後七日交四運商（金）立冬後四日交終運羽（水）陽年爲太陰年爲少如甲爲陽年土運太宮作主太少相生則太角起初運少徵二運太宮三運少商四運太羽終運巳爲陰年土運少宮作主則少角起初運太徵二運少宮三運太商四運少羽終運此爲主運　又如甲爲陽年土運太宮作主卽以太宮加初運少商加二運太羽加三運少角加四運太徵加終運
醫經讀　治集　一三

承之，试问阴精下又何物承之耶？

《六元正纪》一篇，以甲子排列年分，不异星卜选择之书，难以备录。约而言之，除天符岁直外，其论五运有三：曰大运，主运、客运、大运又名中运。主一岁之气，甲己土运，为宫；乙庚金运为商；丙辛水运为羽；丁壬木运为角；戊癸火运为徵。阳年为太阴年，为少欲，知主运客运须明五运分步。大寒日交初运角（木）；春分后第十三日交二运徵（火）；芒种后十日交三运宫（土）；处暑后七日交四运商（金）；立冬后四日交终运羽（水）。阳年为太阴年，为少，如甲为阳年，土运太宫作主太少相生，则太角起初运，少徵二运，太宫三运，少商四运，太羽终运。乙为阴年，土运少宫作主，则少角起。初运太徵，二运少宫，三运太商，四运少羽，终运此为主运。又如甲为阳年，土运太宫作主，即以太宫加初运，少商加二运，太羽加三运，少角加四运，太徵加终运，

北为客运也。

北政之岁，少阴在泉，则寸口不应。厥阴在泉，则右不应。太阴在泉，则左不应。南政之岁，少阴司天，则寸口不应。厥阴司天，则右不应。太阴司天，则左不应。北政之岁，三阴在下，则寸不应。三阴在上，则尺不应。南政之岁，三阴在天，则寸不应。三阴在泉，则尺不应，左右同（《素·至真要大论》）。

诸气在泉，风淫于内，治以辛凉，佐以苦，以甘缓之，以辛散之。热淫于内，治以咸寒，佐以甘苦，以酸收之，以苦发之。湿淫于内，治以苦热，佐以酸淡，以苦燥之，以淡泄之。火淫于内，治以咸冷，佐以苦辛，以酸收之，以苦发之。燥淫于内，治以苦温，佐以甘辛，以苦下之。寒淫于内，治以甘热，佐以苦辛，以咸写（泻）之，以辛润之，以苦坚之（同上）。

医经读治集终

此爲客運也

北政之歲少陰在泉則寸口不應厥陰在泉則右不應太陰在泉則左不應南政之歲少陰司天則寸口不應厥陰司天則右不應太陰司天則左不應北政之歲三陰在下則寸不應三陰在上則尺不應南政之歲三陰在天則寸不應三陰在泉則尺不應左右同（素至眞要大論）

諸氣在泉風淫於內治以辛凉佐以苦以甘緩之以辛散之熱淫於內治以鹹寒佐以甘苦以酸收之以苦發之濕淫於內治以苦熱佐以酸淡以苦燥之以淡泄之火淫於內治以鹹冷佐以苦辛以酸收之以苦發之燥淫於內治以苦温佐以甘辛以苦下之寒淫於內治以甘熱佐以苦辛以鹹寫之以辛潤之以苦堅之（同上）

醫經讀治集終

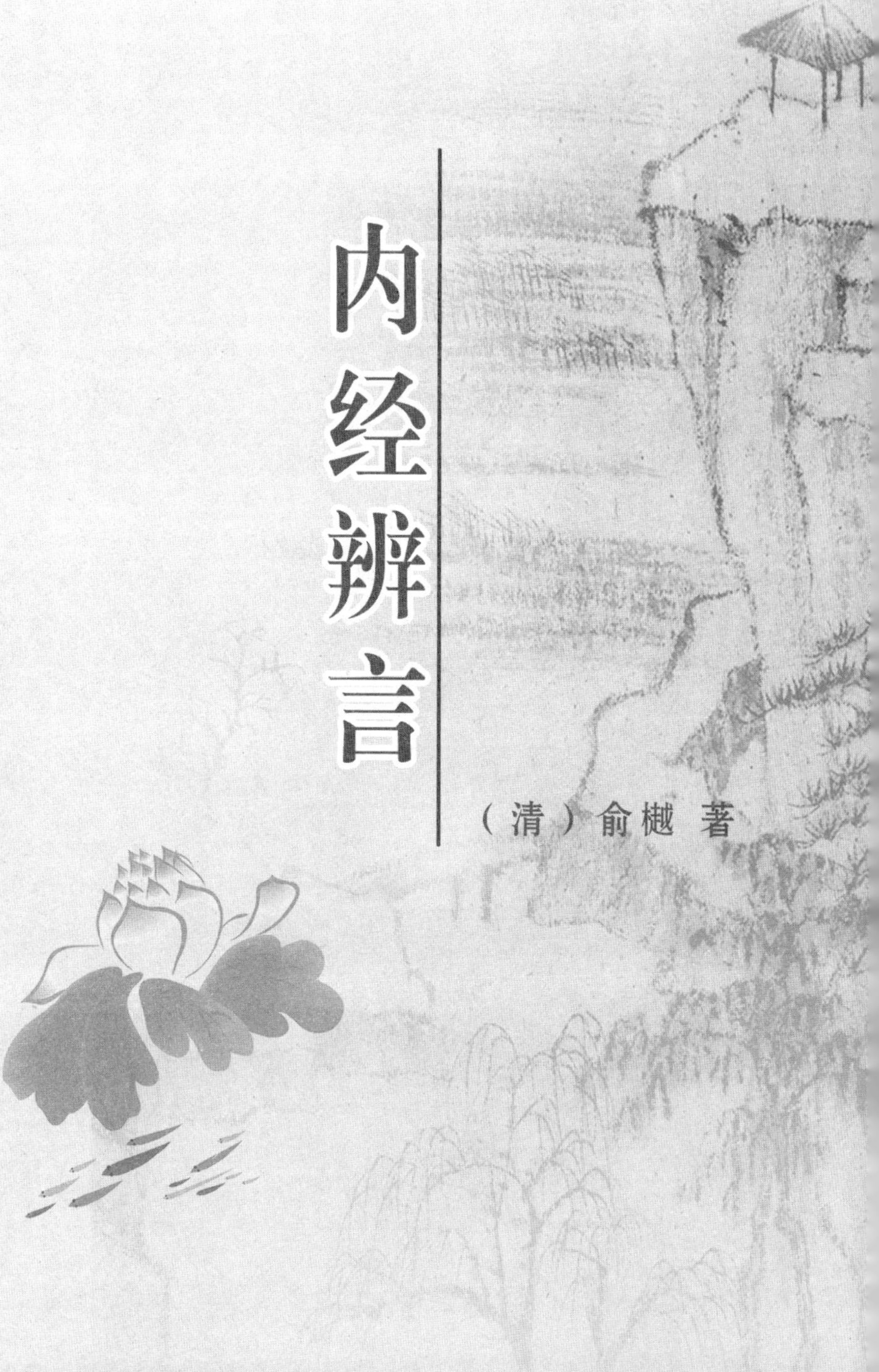

内经辨言

（清）俞樾 著

俞曲园《内经辨言》序

欧学东渐，见西医形迹，手术上之治疗，醉心者几欲弃旧谋新，舍近图远。甚至将轩岐之言，逐节指摘，冷嘲热骂，此其故半由于古书难读，半由于未经亲验此中得失耳。有心人知之，故恽氏铁樵有《群经见知录》之辑，将以大发明黄帝之学说，其愿至宏，惟其中如何精详丰富，愧予尚未购读也。近观名医张氏山雷致恽氏铁樵，论宋本《素问》，并及经文异同，注家得失书，深佩服其考辨之精。可知为医必须博学通才，平素涉猎诸书，见有与医界关切之书，在于儒家著集中者，曲园老人《内经》、《素问》按语四十八条，亦其一焉。信夫其淹通百家，好古敏求，其亦《内经》之羽翼，医界之明生。故持此篇，商之于裘吉生先生，请其即刊于《三三医书》，庶不将此篇佚处于巨集中医者，读其书，更触类引伸之，将数千年之古学愈阐愈显，不且为抱残守缺者之幸甚耶。此篇原名读书余录，在其

兪曲園內經辨言序

歐學東漸見西醫形跡手術上之治療醉心者幾欲棄舊謀新舍近圖遠甚至將軒岐之言逐節指摘冷嘲熱罵此其故半由於古書難讀半由於未經親驗此中得失耳有心人知之故惲氏鐵樵有羣經見知錄之輯將以大發明黃帝之學說其願至宏惟其中如何精詳豐富愧予尚未購讀也近觀名醫張氏山雷致惲氏鐵樵論宋本素問幷及經文異同注家得失書深佩服其考辨之精可知爲醫必須博學通才平素涉獵諸書見有與醫界關切之書在於儒家著集中者曲園老人內經素問按語四十八條亦其一焉信夫其淹通百家好古敏求其亦內經之羽翼醫界之明星故持此篇商之於裘吉生先生請其即刊於三三醫書庶不將此篇佚處於巨集中醫者讀其書更觸類引伸之將數千年之古學愈闡愈顯不且爲抱殘守缺者之幸甚耶此篇原名讀書餘錄在其

全集第一樓叢書之七今顏之曰俞曲園內經辨言非敢遽改其名稱蓋一以欽其愼思明辨之功一以便醫家顧名購閲俟另印專書廣爲流通使曲園老人而在想亦所許可也

中華民國十二年癸亥夏歴孟秋乞巧日後學上虞俞濬鑑泉氏謹識

全集第一楼丛书之七，今颜之曰：俞曲园《内经辨言》非敢遽改其名称，盖一以钦其慎思明辨之功，一以便医家顾名购阅俟。另印专书广为流通，使曲园老人，而在想亦所许可也。

中华民国十二年癸亥夏历孟秋乞巧日后学上虞俞濬鉴泉氏谨识

内经辩言

德清俞樾曲园先生著
上虞俞鉴泉录寄
绍兴裘吉生校刊

《上古天真论》：昔在黄帝，生而神灵，弱而能言，幼而徇齐，长而敦敏，成而登天。

【樾谨按】 成而登天，谓登天位也，易明夷。传曰初登于天，照四国也。可证此经登天之义，故下文即云，乃问于天师，乃者承上之词，见黄帝既登为帝，乃发此问也。王冰注：白日升天之说，初非经意。

食饮有节，起居有常，宋高保衡、林亿等新校正本，引全元起注云：饮食有常节，起居有常度。

【樾谨按】 经文本作食饮有节，起居有度。故释之曰：有常节，有常度，若如今本，则与全氏注不合矣。且上文云：法于阴阳，和于术数，此文度字本与数字为韵，今作有常，则失其韵矣。盖即因全氏注文有常字，而误入正文，遂夺

內經辯言

德清俞樾曲園先生著
上虞俞鑑泉錄寄
紹興裘吉生校刊

上古天眞論昔在黃帝生而神靈弱而能言幼而徇齊長而敦敏成而登天樾謹按成而登天謂登天位也易明夷傳曰初登於天照四國也可證此經登天之義故下文卽云迺問於天師迺者承上之詞見黃帝既登爲帝乃發此問也王冰注白日升天之說初非經意

食飲有節起居有常宋高保衡林億等新校正本引全元起注云飲食有常節起居有常度樾謹按經文本作食飲有節起居有度故釋之曰有常節有常度若如今本則與全氏注不合矣且上文云法於陰陽和於術數此文度字本與數字爲韻今作有常則失其韻矣蓋卽因全氏注文有常字而誤入正文遂奪

去度字

以欲竭其精以耗散其眞新校正之甲乙經耗作好樾謹按作好者是也好與欲義相近孟子離婁篇所欲有甚於生者申論夭壽篇作所好荀子不苟篇欲利而不爲所非韓詩外傳作好利是好卽欲也以欲竭其精以好散其眞兩句文異而義同今作以耗散其眞則語意不倫矣王注曰樂色曰欲輕用曰耗是其所據本已誤也

太衝脈盛新校正云全元起注及太素甲乙經俱作伏衝下太衝同樾謹按漢人書太字或作伏漢太尉公墓中畫象有伏尉公字隸續云字書有伏字與大同音此碑所云伏尉公蓋是用伏爲大卽大尉公也然則全本及太素甲乙經當作伏衝卽太衝也後人不識伏字加點作伏遂成異字恐學者疑惑故具論之

去度字。

以欲竭其精，以耗散其真，新校正之《甲乙经》耗作好。

【樾谨按】作好者是也，好与欲义相近。孟子《离娄篇》：所欲有甚于生者。申论《夭寿篇》：作所好。荀子《不苟篇》，欲利而不为，所非《韩诗外传》作好利是好，即欲也。以欲竭其精，以好散其真两句，文异而义同。今作以耗散其真，则语意不伦矣。王注曰：乐色曰欲，轻用曰耗，是其所据本已误也。

太冲脉盛，新校正云：全元起注及《太素》、《甲乙经》，俱作伏冲下太冲同。

【樾谨按】汉人书太字，或作伏，汉太尉公墓中，画象有伏尉公字隶续云字书有伏字与大同音。此碑所云，伏尉公，盖是用伏为大，即大尉公也。然则全本及《太素》、《甲乙经》当作伏冲，即太冲也。后人不识伏字，加点作伏，遂成异字，恐学者疑惑，故具论之。

《四气调神大论》：使气亟夺。

【樾谨按】夺即今脱字，王注以迫夺说之非是。

不施则名木多死。

【樾谨按】名木犹大木也。《礼记·礼器篇》：因名山升中于天。郑注曰：名犹大也，王注以名果珍木说之，未得名字之义。

逆秋气，则太阴不收，肺气焦满。王注曰：焦谓上焦也，太阴行气，主化上焦，故肺气不收，上焦满也。

【樾谨按】此注非也，经言：焦不言上，安得臆决为上焦乎？焦即焦灼之焦，《礼记·问丧篇》：于肝，焦肺是其义也。

逆冬气，则少阴不藏，肾气独沉。

【樾谨按】独当为浊字之误也，肾气言浊犹上文肺气言焦矣。新校正云：独沉。《太素》作沉浊，其文虽到，而字正作浊，可据以订正今本独字之误。

道者圣人行之，愚者佩之。王注曰：愚者性守于迷，故佩服而已。

【樾谨按】王注非也，佩当为倍释名，释衣服，曰佩倍也。荀子《大略篇》：一佩易之。杨倞注曰：佩或为

四氣調神大論使氣亟奪樾謹按奪卽今脫字王注以迫奪說之非是
不施則名木多死樾謹按名木猶大木也禮記禮器篇因名山升中於天鄭注
曰名猶大也王注以名果珍木說之未得名字之義
逆秋氣則太陰不收肺氣焦滿王注曰焦謂上焦也太陰行氣主化上焦故肺
氣不收上焦滿也樾謹按此注非也經言焦不言上安得臆決爲上焦乎焦卽
焦灼之焦禮記問喪篇乾肝焦肺是其義也
逆冬氣則少陰不藏腎氣獨沉樾謹按獨當爲濁字之誤也腎氣言濁猶上文
肺氣言焦矣新校正云獨沉太素作沉濁其文雖到而字正作濁可據以訂正
今本獨字之誤
道者聖人行之愚者佩之王注曰愚者性守於迷故佩服而已樾謹按王注非
也佩當爲倍釋名釋衣服曰佩倍也荀子大略篇一佩易之楊倞注曰佩或爲

內經辯言　三

倍是佩與倍聲近義通倍猶背也昭二十六年左傳倍奸齊盟孟子滕文公篇師死而遂倍之倍並與背同聖人行之愚者倍之謂聖人行道而愚民倍道也下文云從陰陽則生逆之則死從之則治逆之則亂曰從曰逆正分承聖人愚者而言行之故從倍之故逆也王注泥本字爲說未達叚借之旨

生氣通天論其氣九州九竅五臟十二節皆通乎天氣王注曰外布九州而內應九竅故云九州九竅也樾謹按九竅與九州初不相應如王氏說將耳目口鼻各應一州能晰言之乎今按九竅二字實爲衍文九州卽九竅也爾雅釋獸篇白州驠郭注曰州竅北山經倫山有獸如麋其川在尾上郭注曰川竅也川卽州字之誤是古謂竅爲州此云九州不必更言九竅九竅二字疑卽古注之誤入正文者味王注云云似舊有九州九竅也之說而王氏申說之如此此卽可推其致誤之由矣六節藏象論與此同誤

倍，是佩与倍声近义，通倍，犹背也。昭二十六年《左传》：倍奸齐盟。《孟子·滕文公篇》：师死而遂倍之，并与背同。圣人行之，愚者倍之，谓圣人行道而愚民倍道也。下文云：从阴阳则生，逆之则死。从之则治，逆之则乱。曰从，曰逆，正分承圣人、愚者而言行之，故从倍之，故逆也。王注泥本字为说，未达叚借之旨。

《生气通天论》：其气九州，九窍，五脏，十二节皆通乎天气。王注曰：外布九州而内应九窍。故云九州、九窍也。

【樾谨按】九窍与九州初不相应，如王氏说将耳、目、口、鼻各应一州，能晰言之乎？今按九窍二字，实为衍文九州，即九窍也。《尔雅·释兽篇》：白州驠。郭注曰：州窍。《北山经伦》：山有兽，如麋，其川在尾上。郭注曰：川窍也，川即州字之误。是古谓窍为州，此云九州，不必更言九窍，九窍二字疑即古注之误，入正文者味。王注云：云似旧有九州、九窍也之说，而王氏申说之如此，此即可推其致误之由矣。《六节藏象论》与此同误。

故圣人传精神。王注曰：夫精神可传，惟圣人，得道者乃能尔。

【樾谨按】王注非也，传读为抟聚也，抟聚，其精神，即《上古天真论》所谓精神不散也。《管子·内业篇》：抟气如神，万物备存。尹知章注：抟谓结聚也。与此文语意相近作传者，古字通用，阳气者，烦劳则张精绝。

【樾谨按】张字之上，夺筋字筋张精绝，两文相对，今夺筋字，则义不明。王注曰：筋脉䐜张，精气竭绝，是其所据本未夺也。

高梁（粱）之变，足生大丁。王注曰：所以丁生于足者，四支为诸阳之本也。

【樾谨按】王注非也，如其说，则手亦可生，何必足乎。新校正云：丁生之处不常于足，盖谓膏梁（粱）之变，饶生大丁，非偏著足也。是以足为饶足之足，义亦迂曲，足疑是字之误。上云：乃生痤疿，此云是生大丁，语意一律是误为足，于是语词而释以实义，遂滋曲说矣。

故阳气者一日而主外。

【樾谨按】上文云：是故阳因而上卫外者也。下文云：阳者

故聖人傳精神王注曰夫精神可傳惟聖人得道者乃能爾樾謹按王注非也傳讀爲摶聚也摶聚其精神卽上古天眞論所謂精神不散也管子內業篇摶氣如神萬物備存尹知章注摶謂結聚也與此文語意相近作傳者古字通用陽氣者煩勞則張精絕樾謹按張字之上奪筋字筋張精絕兩文相對今奪筋字則義不明王注曰筋脈䐜張精氣竭絕是其所據本未奪也

高梁之變足生大丁王注曰所以丁生於足者四支爲諸陽之本也樾謹按王注非也如其說則手亦可生何必足乎新校正云丁生之處不常於足蓋謂膏梁之變饒生大丁非偏著足也是以足爲饒足之足義亦迂曲足疑是字之誤上云乃生痤疿此云是生大丁語意一律是誤爲足於是語詞而釋以實義遂滋曲說矣

故陽氣者一日而主外樾謹按上文云是故陽因而上衞外者也下文云陽者

衛外而爲固也是陽氣固主外然云一日而主外則義不可通主外疑生死二字之誤下文云平旦人氣生日中而陽氣隆日西而陽氣已虛氣門乃閉雖言生不言死然既有生卽有死陽氣生於平旦則是日西氣虛之後已爲死氣也故云陽氣者一日而生死生與主死與外並形似而誤

味過於辛筋脈沮弛精神乃央王注曰央久也辛性潤澤散養於筋故令筋緩脈潤精神長久何者辛補肝也新校正云按此論味過所傷難作精神長久之解央乃殃也古文通用樾謹按王注固非校正謂是殃字義亦未安央者盡也楚辭離騷時亦猶其未央兮王逸注曰央盡也九歌爛昭昭兮未央注曰央已也已與盡同義精神乃央言精神乃盡也

陰陽應象大論天有八紀地有五里樾謹按里當爲理詩樸棫篇鄭箋云理之爲紀白虎通三綱六紀篇紀者理也是紀與理同義天言紀地言理其實一也

卫外而为固也，是阳气固主外。然云一日而主外，则义不可通。主外疑生、死二字之误。下文云：平旦人气生日中，而阳气隆。日西而阳气已虚，气门乃闭，虽言生，不言死。然既有生，即有死，阳气生于平旦，则是日西气虚之后已，为死气也。故云：阳气者一日而生，死生与主死与外并形似而误。

味过于辛，筋脉沮施，精神乃央。王注曰：央久也，辛性润泽，散养于筋。故令筋缓，脉润，精神长久，何者辛补肝也。新校正云：按此论，味过所伤，难作精神长久之解，央乃殃也，古文通用。

【樾谨按】王注固非，校正谓是殃字，义亦未安，央者尽也。《楚辞·离骚》：时亦犹其未央兮。王逸注曰：央，尽也，九歌烂昭昭兮。未央注曰：央已也，已与尽同义。精神乃央，言精神乃尽也。

《阴阳应象大论》：天有八纪，地有五里。

【樾谨按】里当为理。《诗朴棫篇》郑笺云：理之为纪。《白虎通三纲六纪篇》：纪者，理也，是纪与理同义。《天言纪地》言：理，其实一也。

《礼记·月令篇》：无绝地之理，无乱人之纪，亦以理与纪对言。下文云：故治不法天之纪，不用地之理，则灾害至矣。以后证前，知此文本作地有五理也。王注曰：五行为生，育之井里，以井里说里字，迂曲甚矣。

《阴阳离合论》：则出地者，命曰阴中之阳。

【樾谨按】 则当为财，《荀子·劝学篇》：口耳之间则四寸耳。杨倞注曰：则当为财，与才同是其例也。财出地者，犹才出地者，言始出地也。与上文未出地者相对。盖既出地，则纯乎阳矣。惟财出地者，乃命之曰阴中之阳也。

厥阴根起于大敦，阴之绝阳，名曰阴之绝阴。

【樾谨按】 既曰阴之绝阳，又曰阴之绝阴，义不可通。据上文太阳、阳明并，曰阴中之阳，则太阴、厥阴应并，言阴中之阴，疑此文本作厥阴根起大敦，阴之绝阳，名曰阴中之阴。盖以其两阴相合，有阴无阳。故为阴之绝阳，而名之曰阴中之阴也。两文相涉，因而致误。

禮記月令篇無絕地之理無亂人之紀亦以理與紀對言下文云故治不法天之紀不用地之理則災害至矣以後證前知此文本作地有五理也王注曰五行爲生育之井里以井里說里字迂曲甚矣

陰陽離合論則出地者命曰陰中之陽樾謹按則當爲財荀子勸學篇口耳之間則四寸耳楊倞注曰則當爲財與纔同是其例也財出地者猶纔出地者言始出地也與上文未出地者相對蓋既出地則純乎陽矣惟財出地者乃命之曰陰中之陽也

厥陰根起於大敦陰之絕陽名曰陰之絕陰樾謹按既曰陰之絕陽又曰陰之絕陰義不可通據上文太陽陽明並曰陰中之陽則太陰厥陰應並言陰中之陰疑此文本作厥陰根起大敦陰之絕陽名曰陰中之陰蓋以其兩陰相合有陰無陽故爲陰之絕陽而名之曰陰中之陰也兩文相涉因而致誤

陰陽別論別於陽者知病忌時別於陰者知死生之期樾謹按忌當作起字之誤也上文云別於陽者知病處也別於陰者知死生之期玉機眞藏論作別於陽者知病從來別於陰者知死生之期來字與期字爲韻則處也二字似誤此云知病起時猶彼云知病從來也蓋別於陽則能知所原起別於陰則能知所終極故云爾忌與起隸體相似因而致誤

曰二陽之病發心脾有不得隱曲女子不月王注曰隱曲謂隱蔽委曲之事也夫腸胃發病心脾受之心受之則血不流脾受之則味不化血不流故女子不月味不化則男子少精是以隱蔽委曲之事不能爲也樾謹按王氏此注有四失焉本文但言女子不月不言男子少精增益其文其失一也本文先言不得隱曲後言女子不月乃增出男子少精而以不得隱曲總承男女而言使經文倒置其失二也女子不月既著其文又申以不得隱曲之言而男子少精必待

《阴阳别论》：于阳者，知病忌时，别于阴者。知死生之期。

【樾谨按】忌当作起字之误也。上文云：别于阳者，知病处也。别于阴者，知死生之期。《玉机真藏论》：作别于阳者，知病从来别于阴者，知死生之期，来字与期字为韵，则处也二字似误。此云知病起时，犹彼云知病从来也。盖别于阳，则能知所原，起别于阴，则能知所终极。故云：尔忌与起，隶体相似，因而致误。

曰二阳之病发心脾，有不得隐曲，女子不月。王注曰：隐曲谓隐蔽委曲之事也。夫肠胃发病，心脾受之。心受之，则血不流。脾受之，则味不化，血不流，故女子不月。味不化，则男子少精，是以隐蔽委曲之事不能为也。

【樾谨按】王氏此注有四失焉，本文但言女子不月，不言男子少精，增益其文，其失一也。本文先言不得隐曲，后言女子不月，乃增出男子少精而以不得隐曲，总承男女而言，使经文倒置，其失二也。女子不月，既著其文，又申以不得隐曲之言，而男子少精必待

注家补出，使经文详略失宜，其失三也。《上古天真论》曰：丈夫八岁，肾气实，发长，齿更。二八肾气盛，天癸至，精气溢写，是男子之精与女子月事并由肾气少，精与不月应，是同病。乃以女子不月属之心，而以男子少精属之脾，其失四也。今按下文云：三阴三阳俱搏心腹满，发尽，不得隐曲，五日死。注云：隐曲为便写也。然则不得隐曲，谓不得便写。王注前后不照，当以后注为表，便写谓之隐曲。盖古语如此，《襄·十五年》、《左传》：师慧过宋朝私焉。杜注曰：私小便。便写，谓之隐曲，犹小便，谓之私矣。不得隐曲为一病，女子不月为一病，二者不得并为一谈。不得隐曲，从下注训为不得便写，正与脾病相应矣。

死阴之属，不过三日而死，生阳之属，不过四日而死。

【樾谨按】下文云：肝之心，谓之生阳。心之肺，谓之死阴。故王注于死阴之属曰火乘之金也，于生阳之属曰木乘火也，是死阴生阳，名虽有生死之分，而实则皆死徵也。故一日不过三日而

注家補出使經文詳略失宜其失三也上古天眞論曰丈夫八歲腎氣實髮長齒更二八腎氣盛天癸至精氣溢寫是男子之精與女子月事並由腎氣少精與不月應是同病乃以女子不月屬之心而以男子少精屬之脾其失四也今按下文云三陰三陽俱搏心腹滿發盡不得隱曲五日死注云隱曲爲便寫也然則不得隱曲謂不得便寫王注前後不照當以後注爲長便寫謂之隱曲蓋古語如此襄十五年左傳師慧過宋朝私焉杜注曰私小便便寫謂之隱曲猶小便謂之私矣不得隱曲爲一病女子不月爲一病二者不得幷爲一談不得隱曲從下注訓爲不得便寫正與脾病相應矣

死陰之屬不過三日而死生陽之屬不過四日而死樾謹按下文云肝之心謂之生陽心之肺謂之死陰故王注於死陰之屬曰火乘金也於生陽之屬曰木乘火也是死陰生陽名雖有生死之分而實則皆死徵也故一日不過三日而

死一日不過四日而死新校正云別本作四日而生全元起注本作四日而已俱通詳上下文義作死者非此新校之謬說蓋全本作四日而已者已乃亡字之誤別本作生者淺人不察文義以爲死陰言死生陽宜言生故臆改之也新校以死字爲非必以生字爲是大失厥旨矣

靈蘭秘典論消者瞿瞿孰知其要新校正云太素作肖者濯濯樾謹按太素是也濯與要爲韻今作瞿失其韻矣氣交變大論亦有此文濯亦誤作瞿而消字正作肖足證古本與太素同也

六節藏象論心者生之本神之變也新校正云全元起本并太素作神之處樾謹按處字是也下文云魄之處精之處又云魂之居營之居並以居處言故知變字誤矣

此爲陽中之少陽通於春氣新校正云全元起本并甲乙經太素作陰中之少

死，一日不过四日而死。新校正云：别本作四日而生，全元起注本作四日而已，俱通详上下文义作死者，非此新校之谬说。盖全本作四日而已者，已乃亡字之误。别本作生者，浅人不察文义，以为死阴言。死生阳宜言生，故臆改之也，新校以死字为非，必以生字为是，大失厥旨矣。

《灵兰秘典论》：消者瞿瞿，孰知其要。新校正云：《太素》作肖者濯濯。

【樾谨按】《太素》是也，濯与要为韵，今作瞿失其韵矣。《气交变大论》亦有此文，濯亦误作瞿，而消字正作肖，足证古本与《太素》同也。

《六节藏象论》：心者，生之本神之变也。新校正云：全元起本并《太素》作神之处。

【樾谨按】处字是也，下文云：魄之处，精之处。又云：魂之居，营之居，并以居处言，故知变字误矣。

此为阳中之少阳，通于春气。新校正云：全元起本并《甲乙经》、《太素》作阴中之少

阳。

【樾谨按】此言肝藏也。据《金匮真言论》曰：阴中之阳肝也，则此文自宜作阴中之少阳，于义方合。王氏据误本作注，而以少阳居阳位说之非是。

《五藏生成论》：凝于脉者不泣。王注曰：为血行不利。

【樾谨按】字书泣字，并无此义，泣疑沍字之误。《玉篇》：水部沍胡，故切闭塞也。沍字右旁之互误，而为立，因改为立而成泣字矣。上文云：是故多食咸，则脉凝泣而变色，泣亦沍字之误。王氏不注于前而注于后，或其作注时，此文沍字犹未误。故以血行不利说之，正沍字之义也。《汤液醪醴论》：荣泣卫除。《八正神明》：论人血凝泣，泣字并当作沍。

徇蒙招尤，王注曰：徇疾也，蒙不明也，言目暴，病而不明，招谓掉也，摇掉不定，尤甚也。目疾不明，首掉尤甚，谓暴病也。

【樾谨按】王氏说招尤之义甚为迂曲，殆失其旨，今亦未详其说徇蒙之义，则固不然。新校正云：盖谓曰睑瞤动，疾数而蒙暗也，此仍无以易乎王注之说。今按徇者眴之段字，蒙者矇之段字说文目部

陽樾謹按此言肝藏也據金匱眞言論曰陰中之陽肝也則此文自宜作陰中之少陽於義方合王氏據誤本作注而以少陽居陽位說之非是

五藏生成論凝於脈者爲泣王注曰泣爲血行不利樾謹按字書泣字並無此義泣疑沍字之誤玉篇水部沍胡故切閉塞也沍字右旁之互誤而爲立因改爲立而成泣字矣上文云是故多食鹹則脈凝泣而變色泣亦沍字之誤王氏不注於前而注於後或其作註時此文沍字猶未誤故以血行不利說之正沍字之義也湯液醪醴論榮泣衛除八正神明論人血凝泣泣字並當作沍

徇蒙招尤王注曰徇疾也蒙不明也言目暴病而不明招謂掉也搖掉不定尤甚也目疾不明首掉尤甚謂暴病也樾謹按王氏說招尤之義甚爲迂曲殆失其旨今亦未詳其說徇蒙之義則固不然新校正云蓋謂目瞼瞤動疾數而蒙暗也此仍無以易乎王註之說今按徇者眴之叚字蒙者矇之叚字說文目部

旬目搖也或作眴矇童蒙也一曰不明也是眴矇並爲目疾於義甚顯註家泥侚之本義而訓爲疾斯多曲說矣

異法方宜論南方者天地所長養陽之所盛處也樾謹按陽之所盛處也當作盛陽之所處也傳寫錯之

其民嗜酸而食胕樾謹按胕卽腐字故王注曰言其所食不芬香新校正曰全元起云食魚也食魚不得謂之食胕全說非

移精變氣論故可移精祝由而已樾謹按說文示部䙐祝䙐也是字本作䙐玉篇曰䄝耻霤切古文䙐是字又作䄝此作由者卽䄝之省也王注曰无假毒藥祝說病由此固望文生訓新校正引全注云祝由南方神則以由爲融之叚字由融雙聲證以昭五年左傳蹶由韓子說林作蹶融則古字本通然祝融而已文不成義若然則以本草治病卽謂之神農乎全說亦非

旬目摇也，或作眴矇童蒙也。一曰不明也，是眴矇并为目疾，于义甚显。注家泥侚之本义，而训为疾，斯多曲说矣。

《异法方宜论》：南方者，天地所长，养阳之所盛处也。

【樾谨按】阳之所盛处也，当作盛阳之所处也。传写错之。

其民嗜酸而食胕。

【樾谨按】胕即腐字，故王注曰：言其所食不芬香。新校正曰：全元起云：食鱼也，食鱼不得谓之食胕，全说非。

《移精变气论》：故可移精祝由而已。

【樾谨按】说文示部褶祝褶也，是字本作褶。《玉篇》曰：袖耻，霤切古文，褶是字又作袖比作由者，即袖之省也。王注曰：无假毒药，祝说病，由此固望文生训。新校正引全注云：祝由南方神，则以由为融之叚字，由融双声证，以昭五年《左传》：蹶由韩子说：林作蹶融，则古字本通，然祝融而已。文不成义，若然则以本草治病，即谓之神农乎，全说亦非。

《汤液醪醴论》，岐伯曰：当今之世必齐毒药，攻其中，镵、石、针、艾，治其外也。

【樾谨按】 齐当读为资，资用也，言必用毒药及镵、石、针、艾，以攻治其内外也。《考工记》：或四通方之珍异，以资之注曰：故书资作齐，是资、齐，古字通。

精神不进，志意不治，故病不可愈。新校正云：全元起本云，精神进，志意定，故病可愈。《太素》云：精神越，志气散，故病不可愈。

【樾谨按】 此当以全本为长，试连上文读之。帝曰：何谓神不使。岐伯曰：针石道也。精神进，志意定，故病可愈。盖精神进，志意定，即针石之道，所谓神也。若如今本，则针石之道，尚未申说，而即言病不可愈之，故失之不伦矣。又试连下文读之精神进，志意定，故病可愈。今精坏、神去，营卫不可复收，何者嗜欲无穷而忧患不止。精气弛坏，营泣卫除，故神去之而病不愈也。病不愈句正与病可愈句反复相明。若如今本则上已言不可愈，又言不愈，文义复矣。且中间何必以今字作转乎，此可知王氏所据本之误。《太

湯液醪醴論岐伯曰當今之世必齊毒藥攻其中鑱石鍼艾治其外也樾謹按齊當讀爲資資用也言必用毒藥及鑱石鍼艾以攻治其內外也攷工記或四通方之珍異以資之注曰故書資作齊是資齊古字通

精神不進志意不治故病不可愈新校正云全元起本云精神進志意定故病可愈太素云精神越志氣散故病不可愈樾謹按此當以全本爲長試連上文讀之帝曰何謂神不使岐伯曰鍼石道也精神進志意定故病可愈蓋精神進志意定卽鍼石之道所謂神也若如今本則鍼石之道尚未申說而卽言病不可愈之故失之不倫矣又試連下文讀之精神進志意定故病可愈今精壞神去營衛不可復收何者嗜欲無窮而憂患不止精氣弛壞營泣衛除故神去之而病不愈也病不愈句正與病可愈句反復相明若如今本則上已言不可愈又言不愈文義複矣且中間何必以今字作轉乎此可知王氏所據本之誤太

素本失與王同

去宛陳莝新校正云太素莝作莖樾謹按王注云去宛陳莝謂去積久之水物猶如草莖之不可久留於身中也全本作草莝然則王所據本亦是莖字故以草莖釋之而又引全本之作莝者以見異字也今作莝則與注不合矣高保衡等失於校正

玉版論要著之玉版命曰合玉機樾謹按合字卽命字之誤而衍者玉機眞藏論曰著之玉版藏之藏府每旦讀之名曰玉機正無合字王氏不據以訂正而曲爲之說失之

容色見上下左右各在其要新校正云全元起本容作客樾謹按王注曰容色者他氣也如肝木部內見赤黃白黑皆爲他氣也然則王所據本亦是客字故以他氣釋之他氣謂非本部之氣所謂容也今作容誤高保衡等失於校正

素》本失与王同。

去宛陈莝。新校正云：《太素》莝作茎。

【樾谨按】王注云：去宛陈莝，谓去积久之水物，犹如草茎之不可久留于身中也。全本作草莝，然则王所据本亦是茎字。故以草茎释之，而又引全本之作莝者，以见异字也，今作莝则与注不合矣，高保衡等失于校正。

《玉版论要著》之玉版命曰合玉机。

【樾谨按】合字即命字之误，而衍者《玉机真藏论》曰，著之玉版，藏之藏府，每旦读之，名曰玉机，正无合字。王氏不据以订正，而曲为之说失之。

容色见上下、左右各在其要。新校正云：全元起本容作客。

【樾谨按】王注曰：容色者，他气也，如肝木郭中内见赤、黄、白、黑，皆为他气也。然则王所据本亦是客字，故以他气释之，他气谓非本部之气，所谓客也，今作容，误高保衡等，失于校正。

《脉要精微论》：浑浑革如涌泉，病进而色弊，绵绵其去，如弦绝死。新校正云：《甲乙经》及《脉经》作浑浑革革至，如涌泉病进，而色弊，弊绰，绰其去，如弦绝者死。

【樾谨按】王本有夺误，当依《甲乙经》及《脉经》订正，惟病进而色义不可通，色乃绝之坏字，言待其病进，而后绝也。至如涌泉者，一时未即死，病进而后绝去，如绝弦则即死矣。两者不同，故分别言之。

夫精明，五色者，气之华也。王注曰：五气之精华，上见为五色，变化于精明之间也。

【樾谨按】王注殊误，精明还不错，以本是二事，精明以目言，五色以颜色言，盖人之目与颜色，皆如以决人之生死。下文曰：赤欲如白里朱，不欲如赭白，欲如鹅羽，不欲如盐，青欲如苍壁之泽，不欲如蓝黄。欲如罗里雄黄，不欲如黄土，黑欲如重漆，色不欲如地苍，五色精微象见矣，其寿不久也。此承五色言之，以人之颜色决生死也。又曰：夫精明者，所以视万物别白黑，审短长以长为短，以白为黑，

脈要精微論渾渾革如涌泉病進而色弊緜緜其去如弦絶死新校正云甲乙經及脈經作渾渾革革至如涌泉病進而色弊弊綽綽其去如弦絶者死樾謹按王本有奪誤當依甲乙經及脈經訂正惟病進而色義不可通色乃絶之壞字言待其病進而後絶也至如涌泉者一時未卽死病進而後絶去如絶弦則卽死矣兩者不同故分別言之

夫精明五色者氣之華也王注曰五氣之精華上見爲五色變化於精明之間也樾謹按王注殊誤精明五色本是二事精明以目言五色以顏色言蓋人之目與顏色皆如以決人之生死下文曰赤欲如白裹朱不欲如赭白欲如鵝羽不欲如鹽青欲如蒼璧之澤不欲如藍黃欲如羅裹雄黃不欲如黃土黑欲如重漆色不欲如地蒼五色精微象見矣其壽不久也此承五色言之以人之顏色決生死也又曰夫精明者所以視萬物別白黑審短長以長爲短以白爲黑

如是則精衰矣此承精明言之以人之目决生死也王氏不解此節之義故注下文精明一節云誡其誤也不知此文是示人决生死之法非誡庸工之誤也失經旨甚矣

反四時者有餘爲精不足爲消王注曰諸有餘皆爲邪氣勝精也樾謹按邪氣勝精豈得但謂之精王注非也精之言甚也呂氏春秋勿躬篇自蔽之精者也至忠篇乃自伐之精者高誘注並訓精爲甚有餘爲精言諸有餘者皆爲過甚耳王注未達古語

生之有度四時爲宜新校正云太素宜作數樾謹按作數者是也度與數爲韻溢飲者渴暴多飲而易入肌皮腸胃之外也新校正云甲乙經易作溢樾謹按王本亦當作溢其注云以水飲滿溢故滲溢而易入肌皮腸胃之外也此易字無義蓋正文誤溢爲易故後人於注中妄增易字耳非王本之舊

如是则精衰矣。此承精明言之，以人之目决生死也。王氏不解此节之义，故注下文精明一节云，诫其误也。不知此文是示人决生死之法，非诫庸工之误也。失经旨甚矣。

反四时者，有余为精不足，为消。王注曰：诸有余，皆为邪气胜，精也。

【樾谨按】邪气胜精岂得。但谓之精，王注非也，精之言甚也，《吕氏春秋·勿躬篇》：目蔽之精者也，至忠篇乃自伐之精者。高诱注：并训精为甚有余，为精言诸有余者，皆为过甚耳。王注未达古语。

生之有度，四时为宜。新校正云：《太素》宜作数。

【樾谨按】作数者是也，度与数为韵，溢饮者渴，暴多饮而易入肌皮肠胃之外也。新校正云：《甲乙经》易作溢。

【樾谨按】王本亦当作溢，其注云以水饮满溢，故渗溢而易入肌皮肠胃之外也。此易字无义，盖正文误溢为易，故后人于注中妄增易字耳。非王本之旧。

推而上之，上而不下，腰足清也。推而下之，下而不上，头项痛也。新校正云：《甲乙经》上而不下，作下而不上，下而不上，作上而不下。

【樾谨按】《甲乙经》是也。上文云：推而外之，内而不外有心腹积也。推而内之，外而不内身有热也。是外之而不外内之，而不内皆为有病。然则此文亦当言上之而不下之，而不下，方与上文一例。若如今本，推而上之，上而不下，推而下之，下而不上，则固其所耳又何病焉。且阳升阴降，推而上之而不上，则阴气太过，故腰足为之清。推而下之而不下，则阳气太过，故头项为之痛。王氏据误本作注曲为之说，殆失之矣，又按清当为清说，文冫部清寒也。故王注云腰足冷。

《平人气象论》：死心脉，来前曲后居。

【樾谨按】居者直也，言前曲而后直也。释名：释衣服曰裾，倨也，倨倨然直，居与倨通，王注曰：居不动也，失之。

《玉机真藏论》：冬脉如营。王注曰：脉沈而深，如营动也。

【樾谨按】深沈与营动义不

推而上之上而不下腰足清也推而下之下而不上頭項痛也新校正云甲乙經上而不下作下而不上下而不上作上而不下樾謹按甲乙經是也上文云推而外之內而不外有心腹積也推而內之外而不內身有熱也是外之而不外內之而不內皆爲有病然則此文亦當言上之而不上下之而不下方與上文一例若如今本推而上之上而不下推而下之下而不上則固其所耳又何病焉且陽升陰降推而上之而不上則陰氣太過故腰足爲之清推而下之而不下則陽氣太過故頭項爲之痛王氏據誤本作注曲爲之說殆失之矣又按清當爲清說文冫部清寒也故王注云腰足冷

平人氣象論死心脈來前曲後居樾謹按居者直也言前曲而後直也釋名釋衣服曰裾倨也倨倨然直居與倨通王注曰居不動也失之

玉機眞藏論冬脈如營王注曰脈沈而深如營動也樾謹按深沈與營動義不

相應據下文其氣來沈以搏王注以沈而搏擊於手釋之營動之義或取於此然新校正云甲乙經搏字爲濡濡古軟字乃冬脈之平調脈若沈而搏於手則冬脈之太過脈也當從甲乙經濡字然則經文搏字本是誤文不得據以爲說今注營之言回繞也詩齊譜正義曰水所營繞故曰營丘漢書吳王濞傳劉向傳注並曰營謂回繞之也字亦通作縈詩樛木篇傳曰縈旋也旋亦回繞之義冬脈深沈狀若回繞故如營

五藏受氣於其所生傳之於其所勝氣舍於其所生死於其所不勝樾謹按兩言其所生則無別矣疑下句衍其字所生者其子也所生者其母也藏氣法時論夫邪氣之客於身也以勝相加至其所生而愈至其所不勝而甚至於所生而持王注解其所生曰謂至己所生也解所生曰謂至生己之氣也一曰其所生一曰所生分別言之此亦當同矣

相应。据下文，其气来沈（沉）以搏。王注以沈（沉）而搏击于手，释之营动之义，或取于此。然新校正云：《甲乙经》搏字为濡，濡古软字，乃冬脉之平调，脉若沈（沉）而搏于手，则冬脉之太过脉也。当从《甲乙经》濡字，然则经文搏字本是误，文不得据以为说，今注营之言围绕也。《诗·齐谱正义》曰：水所营绕，故曰营丘。《汉书·吴王濞传》刘向传注，并曰营谓围绕之也。字亦通作萦，《诗·樛木篇》传曰：萦旋也，旋亦围绕之义。冬脉深沈（沉），状若围绕，故如营。

五藏受气于其所生，传之于其所胜气，舍于其所生，死于其所不胜。

【樾谨按】 两言其所生，则无别矣。疑下句衍其字所生者，其子也，所生者其母也。《藏气法时论》：夫邪气之客于身也，以胜相加至其所生而愈，至其所不胜而甚至于所生而持。王注解其所生曰：谓至已所生也。解所生曰：谓至生已之气也，一日其所生，一日所生，分别言之，此亦当同矣。

《宝命全形论》：岐伯对曰：夫盐之味咸者，其气令器津泄，弦绝者，其音嘶败，木敷者，其叶发病深者，其声哕。人有此三者，是为坏府，毒药无治，短针无取，此皆绝皮伤肉，血气争黑。新校正云：按《太素》云：夫盐之味咸者，其气令器津泄，弦绝者，其音嘶，败木陈者，叶落，病深者，其声哕，人有此三者，是为坏府，毒药无治，短针无取，此皆绝皮伤肉，血气争黑，三字与此经不同，而注意大异。杨上善云：言欲知病徵者，须知其候，盐之在于器中，津液泄于外，见津液而知盐之有咸也。声嘶知琴瑟之弦，将绝叶落，知陈木之已尽。举此三物衰坏之徵，以比声哕，识病深之，候人有声哕，同三譬者，是为府坏之候。中府坏者，病之深也。其病既深，故针药不能取，以其皮肉血气各不相得故也。再详上善作此等注，义方与黄帝上下问答，义相贯穿。王氏解盐器津，义虽渊微，至于注弦绝音嘶，木敷叶发，殊不与帝问相协，考之不若杨义之得多也。

【樾谨按】杨上善注以上三句，譬下

寶命全形論岐伯對曰夫鹽之味鹹者其氣令器津泄絃絕者其音嘶敗木敷者其葉發病深者其聲噦人有此三者是爲壞府毒藥無治短鍼無取此皆絕皮傷肉血氣爭黑新校正云按太素云夫鹽之味鹹者其氣令器津泄絃絕者其音嘶敗木陳者其葉落病深者其聲噦人有此三者是爲壞府毒藥無治短鍼無取此皆絕皮傷肉血氣爭黑三字與此經不同而注意大異楊上善云言欲知病徵者須知其候鹽之在於器中津液泄於外見津液而知鹽之有鹹也聲嘶知琴瑟之弦將絕葉落知陳木之已盡舉此三物衰壞之徵以比聲噦識病深之候人有聲噦同三譬者是爲府壞之候中府壞者病之深也其病既深故鍼藥不能取以其皮肉血氣各不相得故也再詳上善作此等注義方與黃帝上下問答義相貫穿王氏解鹽器津義雖淵微至於注弦絕音嘶木敷葉發殊不與帝問相協致之不若楊義之得多也樾謹按楊上善注以上三句譬下

一句義殊切當木敷葉發亦當從彼作木陳葉落本是喻其衰壞自以陳落爲宜也惟人有此三者句尚未得解經云有此三者不云同此三者何得以同三譬說之疑此皆絕皮傷肉血氣爭黑十字當在人有此三者之上絕皮一也傷肉二也血氣爭黑三也所謂三者也病深而至於聲噦此皆絕皮傷肉血氣爭黑人有此三者是謂壞府毒藥無治短鍼無取文義甚明傳寫顚倒遂失其義又按太素與此經止陳落二字不同而新校正云三字者蓋其音嘶敗王本作其音嘶嗄故注云陰囊津泄而脈絃絕者診當言音嘶嗄敗易舊聲爾又曰肺主音聲故言音嘶嗄皆以嘶嗄連文是其所據經文必作嘶嗄不作嘶敗與太素不同故得有三字之異也

八正神明論故日月生而寫是爲藏虛樾謹按上云月始生則血氣始精衛氣始行又云月生無寫並言月不言日且日亦不當言生也日疑曰字之誤

一句义殊切当，木敷叶发亦当，从彼作木，陈叶落本，是喻其衰坏，目以陈落为宜也。惟人有此三者句，尚未得解。经云：有此三者，不云同此三者，何得以同三，譬说之疑，此皆绝皮、伤肉、血气争黑，十字当在人，有此三者之上绝皮一也；伤肉二也；血气争黑三也。所谓三者也，病深而至于声哕，此皆绝皮伤肉，血气争轩人有此三者，是谓坏府，毒药无治，短针无取，文义甚明，传写颠倒，遂失其义。又按太素与此经止，陈落二字不同，而新校正云：三字者，盖其音嘶，败王本作其音嘶嗄。故注云：阴囊津泄而脉弦绝者，诊当言音嘶嗄，败易旧声尔。又曰：肺主音声，故言音嘶嗄，皆以嘶嗄连文，是其所据经文必作嘶嗄不作嘶败，与《太素》不同，故得有三字之异也。

《八正神明论》：故日月生而写，是为藏虚。

【樾谨按】 上云月始生，则血气始精，卫气始行。又云：月生无写，并言月不言日，且日亦不当言生也。日疑曰字之误。

四时者，所以分春、秋、夏、冬之气，所在以时调之也，八正之虚邪而避之，勿犯也。

【樾谨按】调下衍之也，二字本作四时者，所以分春、秋、夏、冬之气所在以时，调八正之虚邪而避之，勿犯也。今衍之也二字，文义隔绝。

慧然在前，按不得不知其情，故曰形。

【樾谨按】慧然在前，本作卒然在前。据注云：慧然在前，按之不得言，三部九候之中，卒然逢之不可为之期准也。《离合真邪论》曰：在阴，与阳不可为度，从而察之。三部九候卒然逢之，早遏其路，此其义也。注中两卒然字，正释经文卒然在前之义，因经文误作慧然，遂改注经文，亦作慧然在前，非王氏之旧也。寻经文所以致误者，盖涉下文，慧然独悟，口弗能言，而误王于下文注曰，慧然谓清爽也。则知此文之不作慧然矣，不然何不注于前而注于后乎？

《离合真邪论》：不可挂以发者，待邪之至时，而发针写矣。

【樾谨按】不可挂以发者。

四時者所以分春秋夏冬之氣所在以時調之也八正之虛邪而避之勿犯也

樾謹按調下衍之也二字本作四時者所以分春秋夏冬之氣所在以時調八正之虛邪而避之勿犯也今衍之也二字文義隔絕

慧然在前按之不得不知其情故曰形樾謹按慧然在前本作卒然在前據注云慧然在前按之不得言三部九候之中卒然逢之不可爲之期準也離合眞邪論曰在陰與陽不可爲度從而察之三部九候卒然逢之早遏其路此其義也注中兩卒然字正釋經文卒然在前之義因經文誤作慧然遂改注經文亦作慧然在前非王氏之舊也尋經文所以致誤者蓋涉下文慧然獨悟口弗能言而誤王於下文注曰慧然謂淸爽也則知此文之不作慧然矣不然何不注於前而注於後乎

離合眞邪論不可挂以髮者待邪之至時而發鍼寫矣樾謹按不可挂以髮者

六字衍文寫字乃焉字之誤本作待邪之至時而發針焉矣蓋總承上文而結之上文一則曰其來不可逢此之謂也一則曰其往不可追此之謂也此則總結之曰待邪之至時而發鍼焉矣正對黃帝候氣奈何之問今衍此六字蓋涉下文而誤下文云故曰知機道者不可挂以髮不知機者扣之不發今誤入此文義不可通又據上文總是言寫然發鍼寫矣殊苦不詞蓋寫與焉形似而誤耳

六字衍文，写字乃焉字之误。本作待邪之至时，而发针焉矣。盖总承上文而结之上文一则曰，其来不可逢此之谓也。一则曰其往不可追此之谓也。此则总结之曰，待邪之至时，而发针焉矣。正对黄帝候气奈何之问，今衍此六字，盖涉下文而误下文云。故曰知机道者不可挂以发，不知机者扣之不发，今误入此文，义不可通。又据上文，总是言写，然发针写矣，殊苦不词，盖写与焉形似而误耳。

附

一、古今重量换算

（一）古称以黍、铢、两、斤计量而无分名

汉、晋：1 斤 = 16 两，1 两 = 4 分，1 分 = 6 铢，1 铢 = 10 黍。

宋代：1 斤 = 16 两，1 两 = 10 钱，1 钱 = 10 分，1 分 = 10 厘，1 厘 = 10 毫。

元、明、清沿用宋制，很少变动。

古代药物质量与市制、法定计量单位换算表解

时代	古代用量	折合市制	法定计量
秦代	一两	0.5165 市两	16.14 克
西汉	一两	0.5165 市两	16.14 克
东汉	一两	0.4455 市两	13.92 克
魏晋	一两	0.4455 市两	13.92 克
北周	一两	0.5011 市两	15.66 克
隋唐	一两	0.0075 市两	31.48 克
宋代	一两	1.1936 市两	37.3 克
明代	一两	1.1936 市两	37.3 克
清代	一两	1.194 市两	37.31 克

注：以上换算数据系近似值。

（二）市制（十六进制）重量与法定计量的换算

1 斤（16 市两）=0.5 千克 =500 克

1 市两 =31.25 克

1 市钱 =3.125 克

1 市分 =0.3125 克

1 市厘 =0.03125 克

（注：换算时的尾数可以舍去）

（三）其他与重量有关的名词及非法定计量

古方中“等分”的意思是指各药量的数量多少全相等，大多用于丸、散剂中，在汤剂、酒剂中很少使用。其中，1 市担 = 100 市斤 = 50 千克，1 公担 = 2 担 = 100 千克。

二、古今容量换算

（一）古代容量与市制的换算

古代容量与市制、法定计量单位换算表解

时代	古代用量	折合市制	法定计量
秦代	一升	0.34 市升	0.34 升
西汉	一升	0.34 市升	0.34 升
东汉	一升	0.20 市升	0.20 升
魏晋	一升	0.21 市升	0.21 升
北周	一升	0.21 市升	0.21 升
隋唐	一升	0.58 市升	0.58 升
宋代	一升	0.66 市升	0.66 升
明代	一升	1.07 市升	1.07 升
清代	一升	1.0355 市升	1.0355 升

注：以上换算数据仅系近似值。

（二）市制容量单位与法定计量单位的换算

市制容量与法定计量单位的换算表解

市制	市撮	市勺	市合	市升	市斗	市石
换算		10 市撮	10 市勺	10 市合	10 市升	10 市斗
法定计量	1 毫升	1 厘升	1 公升	1 升	10 升	100 升

（三）其他与容量有关的非法定计量

如刀圭、钱匕、方寸匕、一字等。刀圭、钱匕、方寸匕、一字等名称主要用于散剂。方寸匕，作匕正方一寸，以抄散不落为

度；钱匕是以汉五铢钱抄取药末，以不落为度；半钱匕则为抄取一半；一字即以四字铜钱作为工具，药末遮住铜钱上的一个字的量；刀圭即十分之一方寸匕。

1 方寸匕≈2 克（矿物药末）≈1 克（动植物药末）≈2.5 毫升（药液）

1 刀圭≈1/10 方寸匕

1 钱匕≈3/5 方寸匕

图书在版编目（CIP）数据

医津一筏·医经读·内经辨言合集 /（清）江之兰等编撰 .—影印本 .—太原：山西科学技术出版社，2010.10（2021.8 重印）

（中医珍本文库影印点校：珍藏版）

ISBN 978-7-5377-3783-8

Ⅰ.①医… Ⅱ.①江… Ⅲ.①医案—汇编—中国—清代② 医论—汇编—中国—清代 Ⅳ.① R249.49

中国版本图书馆 CIP 数据核字 (2010) 第 188030 号

校注者：

胡跃文　李晓光　胡双元　吴海新　邹　鲁　常晓枫　郝国栋
李丽萍　祥　云

医津一筏·医经读·内经辨言合集

出　版　人　阎文凯
编　　　撰　（清）江之兰等
责 任 编 辑　杨兴华
封 面 设 计　吕雁军

出 版 发 行　山西出版传媒集团·山西科学技术出版社
　　　　　　地址：太原市建设南路 21 号　邮编　030012
编辑部电话　0351-4922078
发行部电话　0351-4922121
经　　　销　各地新华书店
印　　　刷　山东海印德印刷有限公司

开　　　本　880mm×1194mm　1/32
印　　　张　6
字　　　数　147 千字
版　　　次　2010 年 10 月第 1 版
印　　　次　2021 年 8 月山东第 2 次印刷

书　　　号　ISBN 978-7-5377-3783-8
定　　　价　22.00 元